珊卓·英格曼 SANDRA INGERMAN / 著
達娃 / 譯

靈魂復原術

用古老薩滿方法，重拾生命和諧之道

Soul Retrieval

Mending the Fragmented Self

獻給我的兄弟約瑟夫（Joseph）

及我的父母艾倫（Aaron）和李（Lee）。

這本書是月亮送給太陽的禮物。

讀者不可將本書描述以靈魂復原術進行的薩滿療癒工作，

視為處理心理及（或）醫療問題時唯一的方式，

而應將它視為正規醫療或心理治療的輔助療法。

目錄

——推薦序——

應用古老的薩滿療癒方式，治療現代的身心健康問題

——麥可・哈納（Michael Harner）

隨著近年來薩滿及薩滿療癒的復興，我們至少開始對祖先早已知道的靈性與心理價值有所認識。確實，我們不僅要學會尊崇這座古老的人類知識寶庫，更應瞭解它對自己身心健康的潛在重要性。

生於「文明」世界的我們，經常將部落住民的奇異信念斥為迷信，或認為那純屬古早史前人類的好奇所致，認為那些信念與我們自己的生命無關。部落文化的廣泛信念，認為「靈魂失落」是導致生病的主要原因，也往往被歸於迷信。即便是最沒有種族中心主義的人類學家，最多也只能勉強將這個概念視為古老文化的產物。珊卓・英格曼《靈魂復原術》這本書駁斥了關於靈魂失落的刻板印象，說明古老薩滿對於靈魂失落的處理方式，也能在緊急時應用於現代生活的創傷，

包括用來療癒曾遭亂倫和其他童年受虐經歷所帶來的影響。

這是一個原本應該被視為「迷信」且「原始」的信仰體系，可以與現代生活產生直接關聯的戲劇性案例。我還記得英格曼多年前在電話中，興奮的與我分享她為童年曾遭受性侵的女性個案進行薩滿靈魂復原術後，獲得了驚人的療癒效果。這種發現對部落薩滿來說，當然不足為奇，因為他們長久以來一直使用靈魂復原術作為療癒各種創傷的工具，包括最細微的創傷。然而，對英格曼和我來說，這再度確認了復興與應用這個歷經時間考驗的薩滿療癒方式來治療現代健康問題的重要性。我們又一次清楚認知到，薩滿療癒方式是在我們所能想像最深奧的層次上運作，它影響的深度已經不受文化差異而左右。

我認識英格曼十一年了，她已經從一個在我的薩滿實踐工作上的學生，轉變成一位傑出的薩滿、受人尊敬的同事，也是我珍視的朋友。此外，她也是能激發人心的老師，許多學生都可以為證。她撰寫的文字，字字可信，因為她自身就是現代薩滿，以及在薩滿療癒工作上的道德與實用知識的最高標準典範。如果你覺得你在生命歷程與創傷中喪失了部分的靈魂，就像絕大多數人那樣，那麼請你仔細聆聽她所說的內容。如果你想進一步親自嘗試這個方法，我強烈建議你親自接受她訓練技巧。在教導如何在靈性層次恢復完整的課題上，沒有比她更優秀的老師了。

播下希望的種子，讓療癒發生

——作者序——

我從一九九一年開始撰寫《靈魂復原術》至今，在要將如此古老的療癒方式轉譯成心理文化發達的現代時空的過程中，有非常深刻的學習。

在閱讀這本書之前，如果你對靈魂復原術毫無概念，或許會想要先將這本書讀完，再回頭來讀以下的內容。但如果你對靈魂復原術的程序已經有所知悉，則請繼續閱讀下去。

我在從事靈魂復原工作的頭十年，發現當我為個案進行旅程時，會接收到每個個案靈魂失落時的大量細節資訊。我看見個案當時的穿著，以及每個場景的鮮活細節。後來，我開始注意到我的旅程內容改變了。我不再看見靈魂失落時的細節。靈性存有們（the spirits）提供更多的是要還給個案的禮物、天賦和能力。換句話說，靈性存有們要強調的是：正在發生的療癒，而非曾經經歷的創傷。

我開始寫信給那些受過我靈魂復原術訓練的學生，告訴他們這個發現。我獲得極大回應，這顯示我學生的工作狀態也在同時間以同樣的方式改變了。

我認為薩滿工作在流傳了四萬年後，至今仍然能夠存在於世間，是因為靈性存有們有能力隨著人們意識狀態的進化而改變工作方式。我相信，不僅是薩滿實踐者，即便是靈性存有們，都發現個案在心理上讓自己陷在自身靈魂失落的故事中，就無法認出正在發生的療癒。如果故事不存在，就沒有情境可陷落其中。現在，我仍然會接收到關於創傷的故事，但不再如從前那樣鉅細靡遺。

我也發現我們所處的文化中，進行內在小孩的工作時，有時會對靈魂復原術的療癒產生負面影響。個案會說「但七歲的我不想在這裡」，或「那個青少年的我有自殺傾向」。個案這類反應並不罕見。這時我會說：「一個純淨的生命精髓（pure essence）怎麼會不想在這裡？」或「一個純淨的生命精髓怎麼會有自殺傾向？」我們真的讓自己困在心理學的概念裡。我發現為了協助個案，我必須改變我在進行靈魂復原旅程時的意圖。如今，我會對靈性存有們說，我在為個案尋找此時「願意」回來「幫助」他的碎片。這麼做，我可以跳過個案會被困住的某些陷阱。

長久以來，薩滿一直是他們社會的療癒師與心理師。在所有薩滿傳承中，向個案及他們的社群敘說療癒的言語及故事，是很常見的。我認為薩滿向個案說的故事，要能激發個案的想像力，同時展開療癒。

我發現薩滿實踐者在進行靈魂復原術後，對個案說話的用字遣詞要非常謹慎。首先最重要的是，要瞭解靈性存有們通常是透過隱喻，極少直接以字面意義來溝通。所有古老的靈性傳承都是如此，因此將這點明確告知個案是相當重要的事情。療癒旅程在隱喻層次上的影響，與字面意義有很大的不同。例如，「你父母打了你一巴掌」，「你覺得你彷彿被父母打了一巴掌」，這兩種說法的影響層次截然不同。相信你懂得我的意思。

當薩滿實踐者向個案講出靈魂失落的場景時，描述的是靈魂為何要離開，而非回來的是什麼。如果靈魂的定義是人的生命精髓，那麼當我們經歷靈魂失落時，喪失的是純淨的生命精髓。我為個案進行旅程，看見創傷場景時，我看見的是純淨的生命精髓為何離開，而不是要將創傷吹回給個案。例如，假設我看見的場景是孩子在學校作白日夢時被老師當場抓到，遭受羞辱。我要吹入個案的是他遭到羞辱時離開的那份純淨的生命精髓。我並沒有將那個遭到羞辱的孩子帶回來。

因此，解釋靈魂復原術的用詞對於療癒效果有重大影響。我在教學時，把這比喻為播種。我們清楚知道這些用詞播下的種子會長成什麼植物。當我要與個案分享旅程內容時，要先自問：我的用詞播下的是希望的種子，還是恐懼的種子？要使療癒發生，我必須播下希望的種子。

我在第十一章寫到，如何將你可能偷竊的靈魂碎片還給遭竊的人。多年來我發現，透過儀式將這些竊得的靈魂碎片釋放給宇宙中的靈性幫手，由祂們在適當的時機將這些靈魂碎片歸還給遭竊的人，比直接將靈魂碎片歸還給失竊者，是更有益的作法。

除了靈魂復原術之外，我的工作也越來越朝進行靈魂回憶（soul remembering）的方向發展，我在《返家》（*Welcome Home*）一書中描述了這部分和靈魂復原術的關聯。在靈魂回憶工作中，我會被帶回到個案出生之前的地方，他原來真實的生命精髓會顯現在我面前，那是他帶到這個世界的美……他要在世間顯化的禮物、天賦及能力。我們最初真實的生命精髓已被遺忘，取而代之的是家庭、同儕、權威人士加諸於我們身上的投射。所以，我幫助人們回想起真正的自己，而非告訴人們他們是誰。

將自己的靈魂全然展現出來，是我們與生俱來的權利。缺乏意義的生命等於絕望。讓所有人找回失落的靈魂碎片，並且回想起我們為何誕生於世的時間到了。如此一來，我們便能真正得到療癒，生活在和諧之中，並且幫助他人達到相同目標。

致謝

我要感謝的人很多。我收到朋友、學生和個案數不盡的電話與信函，他們詢問書的進度，透過言語和文字鼓勵我，不斷提醒我，能與人們分享這份工作是多麼重要的事，感謝我將靈魂復原術帶到他們的生命中。他們的言語文字帶給我堅持的勇氣與能量。對於這些支持，我的感激無以言喻。

感謝達特·杜賽克（Dot Dusek）引發我寫書的靈感。感謝在編輯過程中伸出援手的各界人士。瑪麗·羅伊絲·珊內華德（Mary Lois Sennewald）在本書初期階段提供協助。奎格·康斯塔克（Craig Comstock）接手擔任起「寫作的靈魂復原師」，協助我探索本書的精華，教導我如何活化寫作。康斯塔克對本書提案的撰寫也功不可沒。辛西亞·貝克托爾（Cynthia Bechtel）在本書提案後擔任編輯工作，她讓我知道我是一位作家，而不是我自以為的那樣無助。辛西亞尊重我的寫作，為我的創作力帶來靈感，我對她感激不盡。

克莉絲汀娜·克勞馥（Christina Crawford）給了我各種有形無形的支持。她協助我寫書的旅程，始終支持我和這本書，慷慨協助我搜尋文獻。

傑·奧利佛（Jaye Oliver）為本書繪製插畫，幫助我以視覺形式呈現非尋常世界中的某些領域。

感謝寶莉・羅斯（Polly Rose）為手稿打字，很耐心應對我的截稿日。

我在舊金山哈波（Harper）出版社的經紀人卡亭卡・麥特森（Katinka Matson）、編輯芭芭拉・莫爾頓（Barbara Moulton）及編輯助理芭芭拉・阿爾契（Barbara Archer），以平靜、友善、優雅的方式將我引介給出版界。莫爾頓使我在哈波感到賓至如歸。

還有我身邊溫柔照顧我的諸位：我的父母艾倫和李・英格曼；在我寫書這兩年與我住在一起、照顧著我的家人，瑪拉（Marla）、羅伯（Robert）、喬海娜（Johanna）及阿力克斯・貝克爾・布雷克（Alex Becker Black）；以及我的伴侶伊西・希爾（Easy Hill），感謝他的冷靜存在、無條件的愛和體諒。

感謝協助我進行實際靈魂復原工作的人士，包括過去十一年來最棒的老師和好友麥可・哈納；MFCC的雪倫・伯傑朗（Sharon Bergeron）慷慨的在亂倫心理影響上為我提供諮商，使我在與亂倫受害者的工作時能有備而來；以及所有為這份美好的二度先鋒工作參與付出的我的學生們。

我也要感謝慷慨允許我們在本書中分享私人信件的朋友，以及把詩作與我們分享的詩人——艾倫・傑夫・畢茲（Ellen Jaffe Bitz）、愛羅・高普（Ailo Gaup）、黛安娜・羅文（Diana Rowan）與史帝文・馮布倫（Stephen Van Buren）。

我要特別感謝在非尋常世界中教導我、支持我、與我以夥伴關係共同合作，使我能將《靈魂復原術》呈現給你的諸多力量動物及老師們。

前言　當我們的靈生病了

靈魂失落（soul loss）是靈性上生病了，會導致心理及生理上發生疾病。當我們的靈（spirit）生病了，該由誰來照料呢？我們有治療身體、頭腦和心理的醫生，但當我們的靈生病了，該怎麼辦？這本書要談論的就是靈的問題以及靈性的療癒。在世界各地很多文化裡，是由薩滿（shaman）負責處理靈性方面的病。薩滿負責診斷、治病，占卜取得訊息，與靈性存有的世界溝通互動，偶爾也擔任靈魂引領者（psychopomp），也就是幫助靈魂跨越到其他世界的人。

《薩滿：古老的出神技術》（*Shamanism: Archaic Techniques of Ecstasy*）作者米西・伊利亞德（Mircea Eliade）將薩滿描述為一個在意識轉換狀態中於時空之外旅行的人。[1] 薩滿一詞源於西伯利亞的通古斯（Tungus）部落，男人和女人都可以成為薩滿。薩滿透過意識旅程，獲得支援與訊息，用來協助患者、親友或社群。

一般來說，薩滿會使用打擊樂器，或迷幻藥（較少見）作為改變意識狀態的工具。人類學家回溯這種作法到數萬年前。著有《薩滿之路》（*The Way of the Shaman*）一書的人類學家麥可・哈納，對世界各地文化的薩滿做了調查。他和伊利亞德一樣，也發現薩滿與其他利用旅程進行的療癒者截然不同。[2]薩滿進行旅程的證據，在西伯利亞、芬蘭的拉普蘭區（Lapland）、亞洲、非洲及澳洲的某些地區、北美和南美原住民部落中都有所發現。

這本書將探討導致生病的常見起因——靈魂失落。這裡要特別強調的是，我們使用傳統的診斷方式及古老的系統，來處理我們在生命中遭受的各種創傷所引發的現代問題。

我將在接下來的篇章中引用經典的傳統方法、我個人教學與實際操作，以及工作中對個案研究的效果，來為你解釋什麼是薩滿及靈魂失落。（這些個案研究中的案例，是從真實的情況中組合創造出來的人物，並不代表特定人士。）

我要談論的概念，或許很難從理性與邏輯的角度來理解。我們的社會與文化使我們較傾向於支持左腦的各種功能。左腦負責的是我們的邏輯與理性，這很重要（例如，左腦促使你出門去買了這本書）。然而，在對意識的進化越來越瞭解後，我們發現實相世界（reality）並非如原先以為的那樣符合邏輯。在人類肉眼看得到的範圍之外，還有更多可以被「看見」的事物。

許多人踏上靈性道途，期待能擴展覺知，喚醒休眠已久的能力，體驗與感知到更多單靠邏輯無法經歷的生命歷程。為了做到這一點，我們要啟用右腦的功能。我們必須開啟自己的直覺，以截然不同的方式運用感官來感知實相世界。我們必須從內在不同的位置來看見、聆聽、嗅聞與感覺。一旦學會擴展所有的感官，我們就能邁入薩滿的世界。

不過有時候要掌握新的信念體系並不容易。我們的社會並不允許我們運用自己的直覺。我們發展出非常有架構的系統，以至於脫離這樣的系統似乎是很危險的作法。我們已經喪失了想像力。倘若我們無法想像或觀想出自己想要的是什麼，那麼我們又如何能觀想出健康的地球、健康的身體或成功的模樣？

孩子們總是能夠覺察到其他實相世界的存在。然而，我們在年紀很小的時候就被迫接受了另一個信念系統。你還記得小時候曾經被灌輸，不可以再和你想像的朋友們說話嗎？或者不可繼續作白日夢？我們天生就有能力認出隱藏的實相世界。我們天生就知道薩滿，但在社會化過程中，卻不得不放棄這條路。現在，有許多人正在重回這條道途中。

當人們開始進行旅程前往非尋常世界*時，往往會心想：「這都是我想像出來的吧？」現今的社會會回答：「沒錯。」薩滿則會說：「你有看見、聽見、感覺或聞到嗎？」如果答案是肯定的，那麼薩滿便會回覆：「好吧，那你為什麼會以為這是你想像出來的？」

關於非尋常世界是否為「真」，有兩個截然不同的答案。這個問題挑戰的不僅是自我

---

* 編按：非尋常世界（nonordinary reality）指的是平時以肉眼感知不到的世界。薩滿透過轉換自己的意識狀態，從尋常世界旅行到非尋常世界，與他們的指導靈或力量動物連結，為他們的個案取得關於解決問題的訊息、方法或療癒。

（ego），也挑戰了我們從父母、老師、政府和最常聽從的宗教領袖，以及科學家那裡得知的教導。當所有權威人士告訴我們實相世界的本質是什麼時，便建立了一套我無意對抗的強大信仰體系。

當你一邊閱讀這本書，一邊質疑我所說的是否為「真」時，我想請你先不要加入右腦與左腦之間的戰爭。單純閱讀內容，體驗它就好。我在十一年的薩滿旅程工作後，清楚明白非尋常世界是真實不虛的。但我並不想說服你相信我。對我來說，更重大的問題是：從薩滿旅程中所獲得的訊息有用嗎？這份訊息對某個人的生命有產生正面的改變嗎？若答案是肯定的，那麼誰會在乎我們捏造了它？

你要怎麼看待我的旅程都沒關係。與個案分享我的經驗時，我總會說：「我要告訴你的是我所看見的。」個案得自己決定這份訊息是隱喻，或是可以照字面去解釋意義。有人會把意識旅程當成一場清明夢，或是來自潛意識以符號象徵的訊息。也有人認為非尋常世界與我們的世界是平行的。

這本書是為了這個世界的孩子們所寫，也是為每一位讀它的人所寫。如今我們在地球上面臨了一個關鍵的挑戰。我們該如何成長，運用自己的判斷力與洞見帶來的力量，為所有生命形態負起責任？我們該如何與活在每個人內在的小孩接觸及整合？每個人的內在小孩都具有創造性的想像力量，可想望出我們所能創造的一切。

這本書是以靈魂失落的概念為基礎。靈魂失落是喪失了能為自己提供生命力與活力的重要碎片。這些靈魂碎片在遭受創傷時遺落，而受到最多創傷的，除了活在我們內在的小孩外，還會有誰呢？在此，我提供的是取回靈魂碎片的一個方法，這是一種古老的薩滿技術，能協助把孩子們帶回「家」。而這只是工作的開始而已，畢竟把孩子們帶回家並不困難。困難及刺激的工作是孩子與大人之間的夥伴關係。在過程中，我們要運用孩子的生命與光，他們的好奇心與想像力，為長大成人的我們觀看，告訴我們什麼是真實的。接著大人採取行動，實踐孩子的願景，而且運用成熟的判斷，明白何時才是恰當的時機——這是一種兩極結合又互補的存在模式。

我為了討論這本書的撰寫，進行一次薩滿旅程，去拜訪我在非尋常世界的老師，她給我的回覆只有：「動手寫，發自內心去寫。」每天早晨我要動筆之前，都會再做一次薩滿旅程，期望我能得到一丁點訊息。我會輪流拜訪我的力量動物和老師，祂們的訊息都一樣堅定不變。

於是我開始寫書。在寫了三章之後，我決定再進行一次旅程，看看我的老師或力量動物對我已經完成的章節有什麼評論。我抵達上部世界時，老師已經在等著我了，她說我走錯方向。她說，以我最初建立的架構寫下去，這本書會把人們嚇跑，會讓人們以為如果他們不做靈魂復原術，就無法擁有快樂的人生。她說，這本書必須對每個人都是個療癒，不論他們是否決定要進行靈魂復原術。

為了使閱讀本書時更有體驗，大部分的章節都有一個或幾個練習可做，目的是幫助你以溫和且安全的方式更接近靈的世界。如果書中的任何訊息或故事觸動了你內在那個害怕、憂傷或憤怒的小孩，請跳到第十一章的練習，幫助你面對這些感覺。

我撰寫《靈魂復原術》的目的，是要為導致生病的原因提供一個新思維，雖然這種思維已存在數千年了，但並未受到醫學和心理學療癒的傳統學派認同。我在書中也提供了一些工具，讓你可以進入與宇宙和諧的關係中，展開自己的靈魂旅程。

第一部

靈魂與靈魂失落

第一章　靈魂失落

人若賺得全世界，賠上自己的靈魂，有什麼益處呢？

——《馬太福音》16：26

要從這本書獲得最大的收穫，你得先做一件重要的事，也就是進入你內在極深之處，一個能讓你分辨單純的真話與「腦袋碎念」的地方。要做到這點，我想請你嘗試一個簡單的練習，多年來我一直運用這個練習，幫助許多個案認識直覺與頭腦介入之間的差異。[1]

引導練習——

開始時，先舒服的坐在椅子上。閉上眼睛，深呼吸四次，盡可能完全放鬆。現在，心中想著某個你喜愛的東西，非常簡單的東西，可能是一種顏色、一種花朵或一道食物。對自己說：「我熱愛……」重複這個句子。感覺當你對自己說真話時，身體有什麼感覺。現在站起來，花幾分鐘做點別的事情。如果你在家裡，就做些家事。如果你在外面，起身走動幾分鐘。然後回來坐下，閉上眼睛。深呼吸四次。現在，對自己說個謊言。對自己說：「我討厭……」（說的是你剛剛說的你愛的東西）。重複「我討厭……」這個句子，然後感覺身體聽到謊言時有何反應。

我聽到謊言時，太陽神經叢會呈現警戒的狀態。當我聽到某個人說話，或是當我閱讀時，透過注意身體是否產生警覺，我便能知道我聽見或看到的是不是真的。當我要做出決定時，如果腦袋不肯停止用它的碎念干擾我的決定過程，我會對自己說現在準備要做的事，然後看看有沒有出現警戒。如果身體沒有發出警戒的反應，那麼我就會進行下一步，即使腦袋一路不肯罷休的吵鬧尖叫也不予理會。

有些人說做這個練習時，聽到真話時，會感到有一股暖流竄流全身，或是全身起雞皮疙瘩或發麻；充滿祥和寧靜的感覺，或者心裡很舒服。聽到謊言時，胸口或太陽神經叢會緊繃，腦海會浮現特定的顏色，或身體會有某些不適感。

在這本書裡，我要向你的內在極深之處訴說。我將要觸動你的本質，讓它甦醒活化。意識的頭腦或許無法完全明白我在說什麼。有時候我甚至會跳過頭腦，使你內在的知曉可以參與你的療癒過程。

你在閱讀過程中，請留意是否有動覺上的徵兆或身體上的感知，使內在更深層的感官有機會說出「是」，繼續讀下去。不論你是否會進行靈魂復原術，這本書都將為你帶來療癒。它將告訴你，人們是如何喪失了生命的活力與精髓，如何停留在破碎的狀態，以及如何做出讓我們可以活出更充實生命的意識抉擇。

人們花費了龐大的心靈力量在尋找自己喪失的部分。我們無意識的做著這件事，而且以各種不同方式做著——製造夢想、作白日夢、實驗各種靈性道途、創造關係，來映照自己所失去的那一部分。

現今，許多人都不覺得自己是完整的，不覺得自己全然處於此時此地。極少人能全力全然的活著。當我們意識到這點時，就會想要重獲曾經擁有、或心中仍保有對生命的精彩和親密感的想像。我們想要更全然的回歸自己，回到我們所愛的人們身邊。

有種技術能處理這個人類常見的困境，但現代社會幾乎完全忘記了這種技術的存在。幾萬年來，一種叫做「薩滿」的工作，在世界各地的許多文化中一直為人們進行療癒。從薩滿的觀點來看，人會生病的主要原因之一就是靈魂失落。

「靈魂」（soul）一詞有許多意思。在此，我單純用靈魂指稱我們的生命精髓，或如同《牛津英文字典》（*Oxford English Dictionary*）第二版中的敘述：「生命的本源，通常被視為與身體分離的存在；這個靈的部分，與純然的物質狀態是相對的。」根據這本權威字典，靈魂一詞也是情緒、感覺或情感的主導者。

心中對靈魂有了想像後，我們要問的是：究竟是什麼原因導致生命精髓的失落？在過去，靈魂的失落往往被歸咎於受驚、迷失或被偷走。如今，我們發現靈魂的失落經常是創傷造成的後果，這些創傷包括：亂倫、受虐、喪失所愛、手術、意外、疾病、流產、墮胎、戰場壓力或上癮等問題。

基本上，我們遭受創傷時，部分的生命精髓會與我們分離，藉以躲避痛苦帶來的全面衝擊，使我們能在創傷經驗中倖存。至於什麼才算創傷，人人感覺各有不同。靈魂失落是由個人體驗到的創傷所造成，即使另一個同樣經歷的人，並不覺得那是創傷也一樣。

現代心理學為人們提出了基本模式，以處理我們在感到不完整與失去連結時所帶來的痛苦。我們可能會花許多年時間透過治療或自助團體，試圖找出創傷，使自己恢復完整。我擁有諮商心理學的碩士學位，也採用過其中許多方法，但經驗告訴我，心理治療只適用於我們「在家」的那一部分。

萬一我們有部分的生命精髓離開了，我們該如何將它尋回呢？要找到這個問題的答案，我向古老的靈性途徑，也就是薩滿，尋求答案。我從中找到一種強而有力的技術，能將原本會失落多年的生命能量碎片帶回來。

在《靈魂復原術》一書中，我們將探索薩滿的信念——我們本質的生命能量（life-energy）

會破碎，失落在非尋常世界中。我們將與薩滿實踐者一起在意識轉換狀態中旅行，進入非尋常世界，找尋失落的靈魂碎片。

一些靈魂失落的案例

你或許對「靈魂失落」一詞很陌生，但這樣的案例有許多你可能熟知的說法。譬如，當摯愛的伴侶、子女或朋友過世時，活著的人也會「麻木」一段時間。我們覺得生命被掏空了，整個人彷彿在夢遊一般。又或者在歷經重大手術之後，覺得自己似乎仍未從麻醉完全醒來。一位遭遇嚴重車禍的個案，說他覺得自己「一片空白」。

處在受虐親密關係中的人，可能覺得自己被困在破壞性的模式中，軟弱無力，以至於無法離開。或者在離開一段關係後，仍覺得有什麼東西遺落在另一半那裡。一次工作坊結束後，有個學生告訴我，她與男友分手後，就覺得彷彿「部分的我仍與他在一起」。

覺得不被父母愛或覺得被遺棄的孩子，靈魂可能會離開。我有個個案是因為父母不斷吼叫，另一個個案則是因為騎自行車摔倒造成的肢體疼痛，導致靈魂失落。靈魂可能會為了在身體虐待或性侵害中存活下來，離開自己的身體。在這些案例中，受創者是真的以「逃脫」的方式，讓自己能從痛苦經驗中倖存。童年多病或患有嚴重疾病、慢性病，往往也是靈魂失落的徵兆。

文獻中經常可見到人們在大病或意外之後的靈魂出體（out-of-body）經驗。許多人則曾經歷不嚴重的推撞，使得某部分的自己一時被震盪到意識世界之外。我們常用「驚嚇」（shock）一詞來形容這種情況。這種反應是正常的，單純發生時無須緊張。但基於某些我們仍然無法完全理解的原因，離開的那一部分自己經常回不來。

結果會是怎樣的狀況呢？一個個案說道：「我沒有全然在這裡，部分的我透過頭腦觀察著，但我與情緒感覺沒有連結。」經歷靈魂失落的人經常會說不知為何，總覺得自己是破碎的，或是自己喪失了某個重要的部分。這描述的是一個處在解離（dissociated）狀態的人。（在臨床的專業術語中，解離是整個人格從意識主流中分離，導致疏離感及人格解體。）

靈魂失落的另一個徵兆是失憶。我經常與一些男女一起工作，他們對自己七歲到九歲或十二歲到十四歲間的生活完全沒有記憶。或者某個人可能記得發生了創傷，但無法想起相關的細節。我曾經看過一名男士，他手臂斷了，卻對事件發生當下沒有任何疼痛的記憶。手臂斷掉是非常痛的事。非常痛！從薩滿角度來看，這個個案無法忍受疼痛的那部分就直接離開了。我有位女性個案知道自己是亂倫倖存者，但對亂倫經驗的感覺模糊，想不起任何細節，包括亂倫的行為本身。多年來，她試圖透過心理治療來找回記憶，但她保有這份記憶的那部分自己已經離開了，所以她無法取得相關訊息。

慢性憂鬱症是靈魂失落的另一個症狀。在破碎狀態下的生命精髓，會使這個人無法創造出通往喜悅的道路。於是生命耗費在探索各種方式，而且往往是濫用的方式，讓自己得到有目的感的經驗與感覺，即使那些都是假象。這樣的人，往往會因為無法依循靈魂的旅程前進，而感到沮喪、無法實踐自我。

人們經歷離婚或死亡事件時，通常會有一段哀悼期。經過一段時間，生命會回歸常軌。如果一個人無法從分離的情感創傷中復原，我心中就會出現警示：靈魂的某部分是否已經失落了？身體上的疾病也能是靈魂失落的症狀。當我們拋棄自己的力量時，往往會生病。由於宇宙無法處在真空狀態中，所以當我們喪失部分的自己時，疾病就會填滿那個空間。陷入昏迷是靈魂失落的極端案例。

從某些角度看來，多數人都經歷著某種程度的靈魂失落。有些人在生命中受創更深，因而顯得「失魂」（dispirited）。生命對其他人則仁慈些，他們或許不需要如此全然的保護自己。然而，不論創傷程度如何，我認識的多數人都渴望擁有更完整的生命力以及與生命的連結感。靈魂復原術適用於任何想要與自己、與心愛的人、與地球深化連結的人。

我的靈魂失落經驗

早在我尚未接受薩滿技術的訓練與幾百個個案工作之前，曾經處理過自己靈魂失落的經驗。

我學的是「負傷療癒者」（wounded healer）的薩滿傳承，不是透過理論或觀察他人，而是從與自己的痛苦和解開始。為了讓你對靈魂失落有更深入的認識，我想要描述我的經驗。

童年的我，過得非常心滿意足。我不知道人生除了那樣之外，還能怎麼過。就記憶所及，我一直非常深愛大自然。我會對小鳥和天上的雲朵開心唱歌吹口哨。每天放學回家路上，我會在家門前的大橡樹下停下來對它唱歌。我會在房間裡待上好幾小時，開心的畫圖寫故事。我全然沉浸於上學、和朋友在戶外玩耍的生命韻律之中。我也深愛我的父母。

但到了青春期，事情有了變化。我陷入青春期的生理與情緒上的苦楚，失去了童年時享有的身體協調感。我對自己在世上的角色感到困惑，充滿我童年經驗的恩寵已離我遠去。這種壓力在青春期並沒什麼不尋常的地方，但我顯然陷入了比一般人更深的失落之中，隨著年紀增長，生活並沒有更容易些。在慢性情緒憂鬱和身體倦怠感中掙扎的我，始終沒有餘力去做什麼。我不再知道以健康、充滿活力的方式「活在體內」是什麼感覺。

我曾經看著人們，在心中默默想著，他們的感覺是否和我一樣糟？是否有人也感覺到這種與身體失去連結的棘手情況？童年經驗告訴我，還有另一種活在世間的方式，但我對於如何才能回到那種狀態毫無頭緒。我經常覺得生命中沒有值得我活下去的事物。

重新連結

我是個凡事都親力親為的人，從未想尋求心理治療的協助。或許在某種潛意識狀態中，我明白自己的危機根本是靈性上的。我尋找的是與生命保有神聖連結的經驗，這是我所喪失的東西。

當這個連結斷裂時，人們往往會轉而求助酒精或其他改變意識的藥物。身為一九六〇年代的孩子，我以為透過藥物可以填補這個空缺。在迷幻藥的作用下，我再度瞥見萬物的神聖性，感覺我對神的愛自內心深處重新燃起。

然而藥物的問題之一是，我的旅程超越了時空，使我無法將這樣的經驗帶回到日常生活中。藥物帶來的經驗，遠比不上在放學回家路上對著樹唱歌的單純喜悅，也比不上全然活著、與自己的身體完整連結的感覺。藥物另一個不可避免的問題，是如何將自己帶回到日常生活。當狂喜般的高潮褪去之後，又再度摔落到黑暗深淵中。我一次又一次試圖從憂鬱中逃出，卻一次又一次重演了最初那場恩寵離去的場景。

我從日後諮商師和帶領工作坊的經驗中得知，我的經驗並非不尋常。亞當與夏娃被逐出伊甸園的故事，一直糾纏著西方文化的藝術與文學；它之所以能深刻觸動我們，是因為它令人回想起人人都體驗過的喪失恩寵的故事原型。薩滿的說法就是：我們的靈魂失落了。

每個人都有自己獨特的靈魂失落遭遇。有些人失去恩寵的經歷和我一樣，沒那麼驚天動地。

我很幸運的是曾擁有過一段長期的童年經驗，在其中明白生命可以是喜悅的。有些人不像我一樣，對於什麼是可能的及什麼是現狀兩者之間的落差飽受折磨。有些人在覺察到自己靈性上的孤離時，經歷了基督教神祕主義者所謂的「靈魂暗夜」。

重獲自身靈魂的旅程，將我帶往各種靈性追尋。我從至今一直是我的老師與導師的人類學家麥可．哈納所引領復興的古老薩滿傳承的現代薩滿技術裡，找到了我尋尋覓覓的答案。而且這些技術可與許多宗教信仰共存，並行不悖。我的靈魂碎片被復原後，我也回歸到完整的狀態中。我體驗到生命的豐滿，體驗到我原本不確定能再度感到的喜悅。

薩滿之路

考古文物使科學家相信薩滿文化可回溯到數萬年前，早在人類開始寫下歷史之前就已經存在了。儘管這些文化各有不同的藝術、神話、律法、經濟和社會風俗，但它們都具有共通的特徵。在各種薩滿文化中，人們認為萬物皆充滿了靈。地球上的每一生物，都是由它們自己的靈魂或生命原力賦予了生命。任何一種生命的安康，都取決於它與其他生命形態在靈性層次上和諧與否。任何生物的靈性本質失衡或錯位，都會導致疾病、變得衰弱。

世界各地的薩滿一直將生病視為一種靈性的困境：靈魂的失落，或重要靈性能量的消散。靈魂如果完全撤離，患者會死亡。也就是說，如果薩滿能找回失落的靈魂碎片，患者就能復原、重返和諧與安康的狀態。尋回靈魂碎片的工作是透過薩滿在意識轉換狀態中進行的。根據宗教歷史學家米西．伊利亞德所述：

> 在中亞與北亞，薩滿的主要功能是魔法療癒（magical healing）。在這個地區，人們對於生病的原因有諸多概念，但其中最普遍的是「靈魂遭強暴」（rape of the soul）。靈魂的分離或靈魂被偷走，被認為是疾病的肇因，而治療方法基本上是找到它、捕獲它，將它送回到患者身上它本來應在的位置。只有薩滿……能看見靈體，知道如何驅逐它們；只有薩滿知道靈魂逃離了，有能力在出神狀態（ecstasy）中降服它，將它帶回到身體之中。[2]

「薩滿」一詞源自於西伯利亞的通古斯族，意思是「能在黑暗中觀看的人」。薩滿「透過力眼」（with strong eye）或「用心」（with the heart）觀看的能力，在隱藏的靈的世界中旅行，找尋訊息，執行療癒患病的個人（或社群）的工作。

除了靈魂被偷走或被強暴之外，某些薩滿文化認為靈魂失落與鬼魂和其他人類的干擾有關。根據伊利亞德的研究，包括安地斯山脈及亞馬遜流域在內的南美洲薩滿，都相信靈魂會在受到驚嚇時迷失，或是遭靈體或鬼魂引誘。[3]

當代靈魂失落的原因

身為當代的薩滿實踐者，我也保有許多傳統道途的信念與觀點。我和古人一樣，認為萬物皆充滿了靈。人類、動物、植物、礦物都有自己的靈性本質，我們可以藉此溝通與互動。任何生物完全與自己的靈性原力或靈魂融合為一體時，就會散發出能量與生命力。任何生物的靈體全然安住在體內時，就能與其他有相同靈性的生物深度共鳴。反之，任何生物喪失部分的靈性本質時，將會出現嚴重的耗竭感，以及和萬物之間的疏離感。[4]

我見過許多顯然受到靈性本質失落或靈魂失落所苦的人。事實上，幾乎我所見過的每個人都承受著某種不完整或空乏之感。他們感覺到自己的某些部分缺失了，與生命的深層連結斷裂了。對某些人來說，這種不完整與疏離的感覺帶來了極大的痛苦。但對許多人來說，無法全然活著是一種持續性的輕度痛苦，他們往往利用藥物、娛樂、強迫性性行為和各種上癮來掩飾。

儘管我認同傳統薩滿對於靈魂失落的觀點，但我通常不認為靈魂失落的原因是受到巫師或遊魂偷竊。然而，身為現代女性，我很容易就能找到這些經典概念的現代版本。現今，靈魂失落是起源於當代生活中的各種創傷。亂倫、身體虐待、強暴、喪失所愛、意外、戰爭經驗、重大疾病和手術，都是會使靈魂從身體飛射而出的打擊。面臨這樣的痛苦壓力時，人類敏感的靈魂會逃離身體，永不返回。我們有時會對某些人開玩笑的說：「沒人在家嗎？」這並不是玩笑話。極少人是全然在家的，有些人所受的創傷的確嚴重到可說是沒人在家了。

從解離到靈魂失落

現代心理學也和薩滿一樣，明白自我的某些部分會分離，使一個人與他的「本質的自我」（essential self）疏離了。當代許多治療師瞭解當創傷太過嚴重時，某部分重要的「感覺的自我」（feeing self）會分裂開來，以減緩創傷的衝擊。在《療癒束縛你的羞愧感》（*Healing the Shame That Binds You*）一書中，約翰．布雷蕭（John Bradshaw）解釋，亂倫受害者「會離開身體，因為那種痛苦與羞辱根本難以忍受」。對布雷蕭和其他心理學人士來說，個體的解離是「當創傷極大、恐懼極劇，達到一個人需要立即解脫時」的防衛機制。

現代心理學文獻中滿是關於人在承受壓力時發生與身體分離的報告。遭強暴的女性描述自己從天花板的角度看著受虐的經驗。她們在遭強暴數月或多年後，仍然覺得自己彷彿「不在身體之內」。

許多退伍軍人從越南回來多年後，會再度經歷已經「忘記」的戰時痛苦事件。當現實生活中的聲音、氣味或景象觸動這些記憶後，它們鮮活得可怕，有時甚至比他所處的現實狀況更逼真。在原始創傷中分裂逃離的悲傷和憤怒，往往會伴隨著這些侵入性時刻而來。

目前為止，心理學和我對靈魂復原的認知取向似乎都還能並行不悖。但這兩者是在哪裡改變方向，導致彼此的不同呢？

對心理學家來說，靈魂分裂的部分是失落到廣闊未分化之地，叫做「無意識」（unconscious）。視心理學家本身的學派思想而定，這個地區可能充滿了解離的記憶、禁忌的原始衝動，或宗教的原型形象。在解離的案例中，心理師的工作是幫助患者找回失落的經驗。他們可能會運用夢工作、假想、自由聯想或催眠，幫助患者找回自我失落的部分。

心理學家認為分裂的靈魂所在之處的性質與環境形勢，相對之下並不重要。無意識被認為是超越理性意識的地方，那是個未分化的區域，個案在治療師的協助下，必須從這裡將解離的部分拯救回來。

對薩滿來說，靈魂分離的部分去了哪裡，是治療時不可忽視的問題。在薩滿的世界觀裡，自我重要的碎片離開後，所去的地方並不是一處未分化的無人之地。反之，靈魂碎片會平行存在於非尋常世界中。靈魂碎片可能困在非尋常世界的某個可怕角落，或找到更舒服的世界而想要留下來。無論如何，療癒的重要工作是在非尋常世界找回失落的靈魂碎片，將它帶回患者體內。對薩滿來說，對非尋常世界地形地勢的認識，是療癒工作中不可或缺的部分。就像在艱難地勢中冒險的探險家一樣，薩滿必須知道如何在非尋常世界保持適當的行動，才能成功完成工作。他對非尋常世界領域的地圖瞭解得越完整，他的薩滿工作就越成功。

這裡比較心理學家與薩滿工作的異同應該很有幫助。想像有一個有多重人格障礙的女性接受了這兩種療癒，多重人格是指在單一個體中存在著許多獨立人格的精神狀態。心理學家可能會說，她是因為遭到嚴重的創傷，以至於她有分裂或從自我之中解離的必要。心理學家可能會認為，這些分裂的部分帶有的記憶或人格面向對患者來說並不安全，不適合去體驗或表達。

然而，這時候，心理學家要做的工作，是要幫助患者透過揭露與整合的緩慢過程，在她自己的無意識找回那些失落的部分。心理學家對於這些分裂的碎片是否存在於平行世界，或對於平行世界的性質毫無興趣。

儘管我認為這份尋找的工作非常重要，但身為薩滿實踐者，我感興趣的事物與心理學家並不同。我感興趣的是，那些碎片此刻在哪裡呢？我要如何為患者找回那些碎片？這會是我最關切的問題。我對非尋常世界的認識，已仔細記錄在早期的旅程中，這使我能以最合宜有效的方式進行必要的旅程。

支持靈魂失落的概念

某些創新的心理學家，並未忽視靈魂失落對人們在現代面臨的問題的關聯性。例如在珍妮．阿格伯特（Jeanne Achterberg）在〈負傷療癒者〉（The Wounded Healer）一文中，寫道：

> 在薩滿使用的術語中，靈魂失落被視為是最嚴重的診斷，因為這是生病與死亡的肇因。然而，它完全沒有出現在現代西方醫學典籍中。儘管如此，我們越來越明白的是，薩滿所謂的靈魂失落——也就是一個人存在的本質，那不可侵犯的核心受到傷害——確實會以絕望、免疫力受損、癌症及其他許多嚴重的障礙等形式具體顯化。而靈魂失落似乎會在與所愛的人、事業或其他重要附屬關係的消逝後出現。[5]

許多榮格學派的治療師，發現他們的工作與靈魂失落的概念相互共鳴。卓越的榮格分析師瑪麗．馮．法蘭茲（Marie Von Franz）寫道：

今日我們可以把靈魂失落當作一種周遭人們日常生活中的心理現象來觀察。靈魂失落會以冷漠無情的形式突然出現，喜悅遠離了生命，主動的精神變得殘破，整個人覺得空乏，一切顯得毫無意義。[6]

靈魂失落的症狀檢查表

你閱讀這本書時，可能期望能有一份關於靈魂失落特定指標的一覽表。以下的問題可用來判斷靈魂是否失落了。要瞭解你是否面臨了靈魂失落的問題，以及當你有靈魂失落時，它如何在你的生活中顯現，你或許想要問問自己下列問題：

1. 你很難保持當下，覺得生命沒有意義？偶爾會覺得你彷彿是站在身體之外觀察著自己的身體，就像在看電影一樣？
2. 你常感到麻木、冷漠或對周遭發生的事物沒有感覺？
3. 你有慢性憂鬱症？
4. 你因免疫系統出問題而常常生病？

5. 你小時候長期生病？
6. 你在五歲以後，對於自己的生命有一段記憶空白的時期？你覺得自己可能將生命中的重大創傷忘記了？
7. 你有上癮的問題，如沉迷於酒精、藥物、食物、性或賭博？
8. 你覺得自己只能靠尋求外在事物，來填補內在的空虛？
9. 你在離婚，或所愛的人死亡後，難以繼續你的生活？
10. 你患有多重人格症候群？

你若對以上任何問題回答了「是」，你或許面臨了靈魂失落的問題。你無法觸及你的「本質的核心自我」（essential core self）中重要的一部分。若是如此，你將暫時無法取得這部分所具有的重要能量與天賦。從我的觀點看來，靈魂失落的部分是在非尋常世界中，我們可透過薩滿的方式找回它們。

我們在這一章探討了靈魂失落的古老概念，以及它與現代日常生活中的痛苦之間的關係。幸運的是，薩滿不僅能診斷，描述這種普遍的問題，也能提供有力的治療方式。下一章，我們將探討薩滿靈魂復原術的操作方式，近期的臨床經驗顯示，這種方式在當代的適用程度決不亞於人類文明初始之際。

靈魂遊蕩在宇宙中，
失落或遭竊。
與所愛的人斷離，
與愛分隔兩地。

溫柔、小心，
我們將召喚它們回來。
在黑暗的角落搜尋，
用我們的氣息，吹一口氣讓它們活回來。
歡迎它們歸來。

——艾倫・傑夫・畢茲

第二章　什麼是靈魂復原術

人們說，我們都在尋找生命的意義。我不認為那是我們尋找的東西。我認為我們尋找的是活著的經驗。

——約瑟夫．坎伯（Joseph Campbell），比爾．莫耶爾斯（Bill Moyers）的採訪內容

多數人在尋找的是強烈的自我感。我們發現完整感只能源自於內在，外在的安全感是假象，我們的內在必須感到安全。當我們能夠全然處在此地，或是自己的家，就能更輕鬆的在寧靜與安全感中，與更浩瀚的整體——整個宇宙——和諧共處。我們可以在大自然中找到這樣的例子。以下簡短的練習能幫助你體會到什麼是扎實與安全的感覺。

引導練習——

閉上眼睛，深呼吸四次。檢視自己的身體，注意是否有任何疼痛或緊繃的地方。將氣息傳送到阻塞的位置，放鬆緊繃的地方。慢慢來，給自己足夠時間放鬆身體。

想像你正要前往你在大自然中最喜歡的地方，能讓你感到活力充沛的地方。一想到這裡，你就感到寧靜而喜悅。四處走動，將視野擴展到三百六十度，感覺所見的一切。使自己感覺到你真的處在這個地方。感覺空氣在皮膚上的感覺，是濕的、還是乾的？是暖的、還是冷的？感覺雙腳踩在地面上，讓腳趾陷入泥土中。觸摸大地，聆聽所有的聲音。你聽見了流水潺潺或風的呼嘯嗎？這裡有生物的聲音嗎？或者一切都非常安靜？聞著所有的味道。

接著四處看看，尋找一棵樹和它坐在一起。跟樹請求，請它允許你和它共處一會兒。當它答應了，你就坐下來，背靠著樹，感覺這股結實的支撐力量。在樹的體內進行一場象徵性的旅程，從根部開始。想像透過你自己的根部，把水吸上來，將養分帶到樹的每一部分，也帶入你的全身。感覺你如何在每個細胞被滋養的同時，與生命和能量一起脈動。當你感覺這股能量流過樹的樹幹、進入枝條時，也允許這股能量在你全身流動，流入你的四肢，滋養著代表生命的樹葉與果實，同時也滋養著你的生命。感覺你與萬物之間的連結。你已成為更大整體的一部分。在這裡，沒有人是孤單的。

把背靠在樹上，體驗宇宙的愛。明白此刻你已獲得指引，知道如何帶著自己去找到進入完整所需的工具。

當部分的靈魂分裂並消失在非尋常世界時，當事人會變得虛弱，失魂落魄，薩滿的工作就是幫助人恢復到完整的狀態。薩滿為了帶回失落的碎片，必須離開日常生活的意識狀態，前往靈的世界。傳統的薩滿觀點，認為靈的世界是一片複雜而多次元的場域，對未入門者來說充滿了潛在危險。只有薩滿有能力在靈的世界的美麗與危險中巧妙旅行。幾萬年來，薩滿受到召喚，在內在的靈的世界中旅行，為患者獲取療癒的訊息，找回失落的靈魂碎片。伊利亞德這樣描寫薩滿的靈性工作：

> 任何與靈魂及其冒險有關的事物，不論是在人間或人間之外，都專屬於薩滿。透過他自身在未入門前及入門後的經驗，他懂得人類靈魂的戲碼，知道它的易變及不安；此外，他也明白能威脅靈魂的力量為何，以及它可能被帶去的場域在哪裡。如果薩滿療癒涉及了出神狀態，那正是因為生病被認為是靈魂遭到侵入或疏離。[1]

鼓聲與薩滿旅程

薩滿進行「旅程」時，他們不是向外在地表移動，而是向內透過節奏韻律來移動。他們不需要透過尋常身體的方式來移動身體，而是在轉換的意識狀態中，體驗正常感知以外的世界。麥可．哈納將這種轉換狀態稱為「薩滿意識狀態」（Shamanic State of Consciousness，簡稱SSC）。通常薩滿會在鼓聲的協助下，進入薩滿意識狀態。[2]儘管有些文化會使用其他打擊樂器，例如沙鈴或響板，但根據珍妮．阿格伯特的說法，薩滿的鼓「是進入其他世界最重要的工具，也是薩滿最普遍常見的特徵」。[3]

鼓聲為何具有如此強大力量，原因並不明確。不過科學家發現聆聽單調的打擊聲，能促使大腦產生阿法（α）波到西塔（θ）波之間的腦波，而不是平常睜開眼睛時的意識狀態的貝塔（β）波。根據麥斯威爾．卡德（Maxwell Cade）對他稱為「心鏡」（Mind Mirror）的腦波圖的整理所得，西塔波（每秒四到七個周波）與創造力、鮮活的影像以及出神狀態有關。[4]

薩滿鼓聲與西塔波明顯提升之間的關係，我已由麥斯威爾．卡德的女徒弟，也是北美洲「心鏡」專家安娜．懷斯（Anna Wise）在一場個人會談中驗證過。在接上腦波儀後，她先請我睜開眼睛安靜坐著，以便先建立基準值，接著要我閉上眼睛冥想，想像特定的顏色和景象。我進行這些活動時的腦波，和其他人並無兩樣。然而，就和我在成千上百次薩滿諮商與工作坊中所做的一樣，當鼓聲開始，我進入意識轉換狀態後，我的西塔波振幅，尤其是右腦的振幅，達到心鏡所能測得的最高峰。

許多美洲原住民把鼓聲形容為「地球的心跳」。從這個觀點看來，值得注意的是，地球的電磁共振頻率為每秒七．五周波，相當於腦波的高西塔波／低阿法波。[5]看來，鼓聲使薩滿可以將自己的腦波校準到與地球脈動相同的周波。

其他薩滿工具

除了鼓與沙鈴外，世界各地的薩滿還有其他神聖工具來協助進行靈魂復原。例如馬南（manang，東南亞的薩滿）有一個裝著一組魔法物件的盒子，其中最重要的是被稱為「光之石」的水晶。新時代薩滿主義的現代薩滿實踐者，經常使用水晶來點亮非尋常世界。他們也有「藥袋」，這是一個裝有與他們力量動物相關物件的袋子。與熊守護靈一同工作的薩滿，在進行旅程時可能會隨身帶著熊掌。

某些文化中的薩滿也使用一種叫做「靈魂捕捉器」的物件。例如：加拿大卑詩省的欽錫安族（Tsimshian）薩滿，用的是一種把骨頭挖空雕鑿而成的靈魂捕捉器。同樣的，伊利亞德也提到西伯利亞的通古斯族薩滿會使用索套找回逃脫的靈魂。[6]

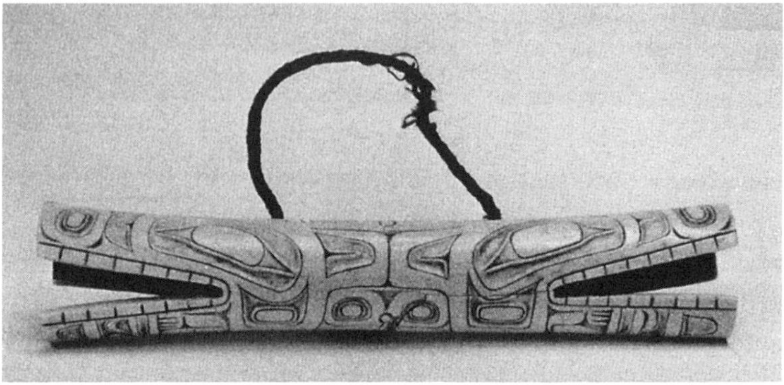

靈魂捕捉器有大牙齒，兩端有狼頭，中間類似人臉。它與垮奇烏托族（Kwakiutl）的超自然存有西西烏托（Sisiutl）很像，後者的身體兩端是蛇頭，中間是人臉。這個靈魂捕捉器是美國國立自然史博物館的館藏。獲史密森尼學會同意刊載「欽錫安族靈魂捕捉器」。

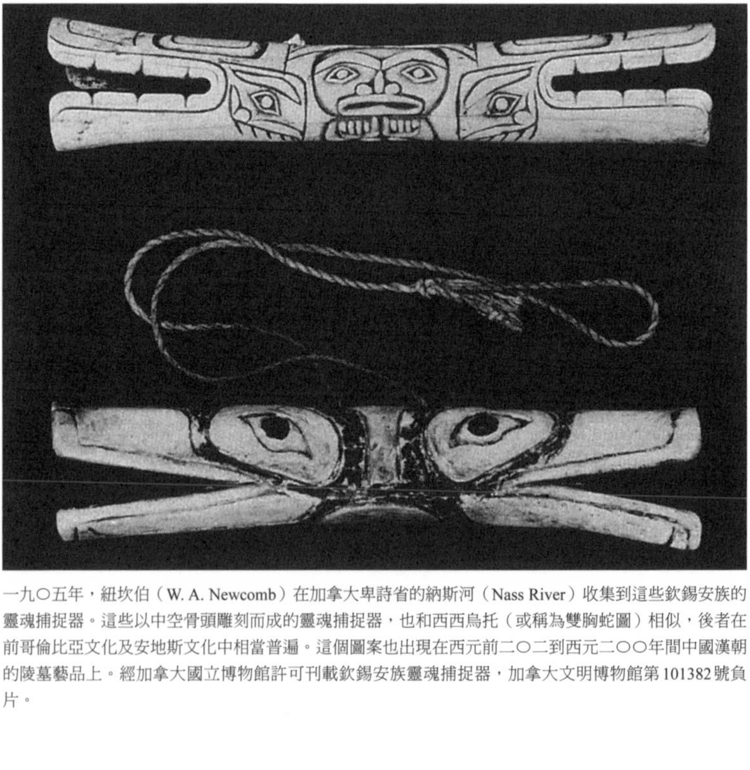

一九〇五年，紐坎伯（W. A. Newcomb）在加拿大卑詩省的納斯河（Nass River）收集到這些欽錫安族的靈魂捕捉器。這些以中空骨頭雕刻而成的靈魂捕捉器，也和西西烏托（或稱為雙胸蛇圖）相似，後者在前哥倫比亞文化及安地斯文化中相當普遍。這個圖案也出現在西元前二〇二到西元二〇〇年間中國漢朝的陵墓藝品上。經加拿大國立博物館許可刊載欽錫安族靈魂捕捉器，加拿大文明博物館第101382號負片。

守護靈與靈性幫手

> 通常薩滿並不是獨自進行自己的內在旅程。他們的力量動物和其他靈性幫手，以及大自然的元素，都會幫助薩滿完成要執行的工作。伊利亞德解釋：〔薩滿的〕靈魂離開他的身體，進入地下世界尋找患者的靈魂……如果患者的靈魂被亡者帶走，薩滿會派遣自己的靈性幫手去尋找。靈性幫手會捕捉並將靈魂帶回來……如果靈魂是被惡靈帶走的，薩滿必須親自進行收復的旅程，這是一項難度更高的工作。[7]

薩滿相信每個人都受到一位或多位特別守護靈的保護，並且給予他力量。[8]（雖然這些守護靈或許是小精靈或妖精，祂們經常以動物的形態出現。）每個人的守護靈也可稱為「力量動物」，可以是熊、老鷹、馬、海豚或獅子等等。每種力量動物各有祂們專精的領域及獨特的力量可以教導我們。老鷹或許會教人從遙遠的高空觀點來看世界，或是如何乘著微妙的生命之流而行。獅子教導的或許是潛行捕捉獵物的力量，或保護幼子的勇猛。

這些動物會以雌性或雄性姿態出現在我們面前，往往具有鮮明的個性。我在薩滿旅程中獲得的最大禮物之一，就是與我的力量動物之間發展出來的美麗關係。

力量動物的工作是提供引導與支持，維持守護對象在生理、情感、心理及精神上的健康。任何人都可以在日常生活需要得到額外能量、支援或身處危險、患有疾病時，召喚自己的力量動物前來協助。

薩滿也和其他人一樣，會在尋常世界中召喚力量動物來協助他個人的需求。然而更重要的是，薩滿在靈性旅程中會仰賴力量動物的支持。力量動物的部分工作是幫助薩滿在非尋常世界中辨認方向。問題出在哪裡、如何消除疾病、提供患者在尋常世界中需要進行哪些步驟，力量動物都能對這些事項提供直接的訊息。如果薩滿發現靈魂碎片是在他難以進出的地方，力量動物的陪伴、建議和其他協助就更珍貴了。有時，力量動物也可能直接協助將失落的靈魂碎片帶回到尋常世界中。

薩滿隨時可能有很多種力量動物陪在身邊，一隻力量動物可能會留在薩滿身邊許多年，甚至一輩子。薩滿與力量動物在長期的互動後，會瞭解每種力量動物在哪些領域最能發揮力量，以及該在何時召喚哪種特定守護靈。例如，我有一位守護靈擅長提供患者建議，另一位則擅長提供我生活的忠告。

除了長期受到信任的守護靈之外，薩滿也會在特定旅程中得到為特定目標而來的靈性幫手的協助。如果薩滿需要患者位置的鳥瞰圖，老鷹可能會俯衝而下，將薩滿帶到能夠俯瞰的高度。精靈或許會出現，在薩滿耳邊細語說出他欠缺的訊息。又或許薩滿必須跨越大海才能抵達患者靈魂所在，這時鯨魚或海豚可能會出現給予協助。

非尋常世界

當薩滿進入非尋常世界時，外在世界的規則就必須暫放一邊。馬會飛、植物會說話、仙子和妖精比比皆是。我們所知道的時間也會暫停。在尋常世界中，薩滿或許花了半小時旅行，但在非尋常世界的旅程中，他們可能已經歷了日升日落。外在空間的規則，也不適用於這些非尋常世界。在靈性幫手的協助下，可能三兩下就跨越了遙遠的距離，不受外在時間的限制。

薩滿在多年間進行了成千上萬次旅程，對某些領域變得相當熟悉。一旦薩滿拜訪過一處「失途孩子的洞穴」後，就會知道那個地方的種種，以及下回要如何抵達。這將成為薩滿地圖的一部分。

薩滿在非尋常世界中經常有些力量基地。就像我們在外在世界中會有令人感到平靜、快樂、滿足的地方，薩滿的內在世界中也有他們能夠放鬆與沉思的基地。當我到內在世界進行旅程時，我經常會去拜訪一座濃密的松林，林間有一道瀑布，水流注入一個大水塘。我的力量動物和友善的仙子、精靈和鹿群一起住在那裡。我會坐在石頭上，凝視著樹頂的藍色天空，或是躺在柔軟涼爽的土地上，安全的重新體驗許多尋常生活中的感覺。躺在地上時，我覺得自己的心跳彷彿與土地的心跳同步，感覺到與萬物的連結。

其他的旅程則很像《星際迷航艦》（*Star Trek*）的冒險情節，薩滿所抵達的地方、遇見的存有，都不是我們所熟悉的事物。薩滿可能發現自己來到一片一望無際的荒涼沙漠，也許會在這個沙漠找到超自然的仙人掌，開口告訴他如何療癒患者。薩滿可能來到某個山洞旁，山洞中正在進行一項非洲部落儀式，然後收到一位女性智者的邀請，參與儀式。伊利亞德將非尋常世界分成三個主要領域：上部世界、中部世界、下部世界。這些名字源自於薩滿前往這些世界時所體驗到的旅行方向。[9]

上部世界與下部世界之中，各有許多層。在這些領域旅行時，薩滿實踐者體悟到我們生活在一個無限的宇宙中。儘管我們對非尋常世界的描述是受限於心智的能力，我將分享我在這些世界的部分經驗，使你對這些領域可能呈現的模樣有些概念。

對某些人來，上部世界感覺虛無縹緲，通常非常明亮，色彩從令人無法睜開眼睛的光亮，到粉彩色、灰色、全然漆黑都有。當我在上部世界時，我知道我站在某種東西上面，但往往無法確定是什麼支撐著我。我可能會找到一座水晶城市，裡面充滿由水晶和玻璃組成的複雜建築。這裡也可能有一片湖，或是一座雲之城。裡頭住著力量動物，還有以人形出現的老師，祂們能給予關於人類關係的睿智引導。

相對於上部世界的無形感，下部世界要藉由通往地球之內的隧道才能到達。[10]雖然這裡以非尋常的存有和事物為主，但風景看起來很像地球，裡面有山洞、海洋、茂密的叢林和森林。我可以把指頭插入土壤中。居住在下部世界的存有，包括植物與動物的靈，以及與地球奧祕有所連結的人類靈性存有（human spirits）。

中部世界看起來就像我們的生活環境，但已經轉換成非尋常世界的狀

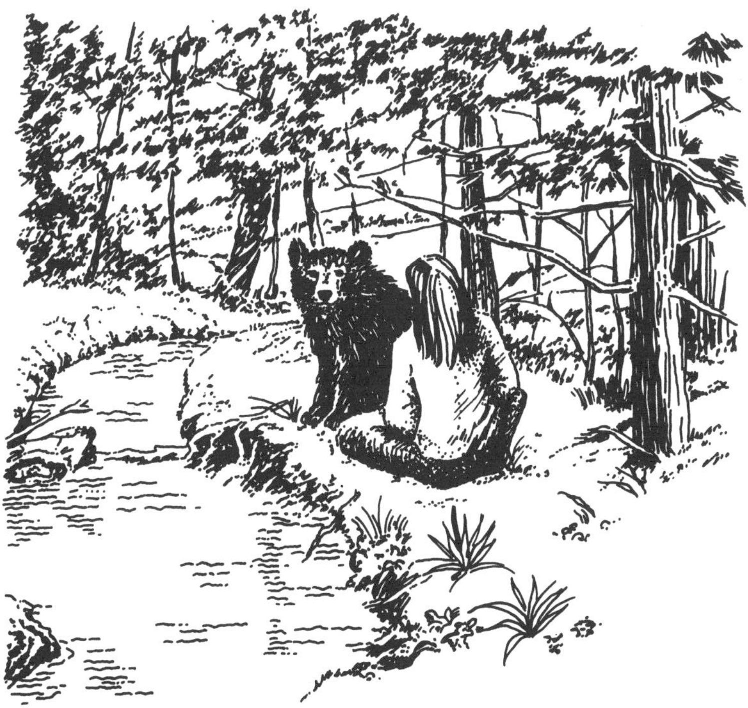

拜訪下部世界

態。在中部世界裡，薩滿可以在人類歷史的過去與未來之中穿梭。有時患者的靈魂仍停留在過去的某個片段，但外在世界已繼續往前進展。要救回這樣的靈魂，薩滿必須在中部世界裡旅行到這個被封入的片刻，設法將靈魂釋放出來。

帶回靈魂的方法

薩滿在找回個案靈魂碎片的意圖引導下，旅行到非尋常世界，直到找到迷失的靈魂為止。我前面已說明過，薩滿遇見靈魂碎片後，接下來的工作是要把它帶回尋常世界。

但要怎麼做呢？傳統薩滿會使用詭計、哄騙、偷盜或稍早提過的靈性器物來捕捉或網羅靈魂碎片。由於多數傳統薩滿認為導致靈魂失落的是惡毒的力量，例如亡魂附身、遭心懷不軌的人偷走等等，因此運用同樣的欺騙手法取回，也是很合理的。

我個人對靈魂失落的看法，受到現代心理學認知的影響。我面對的靈魂失落，大多是由生理及情感創傷所造成的，沒有萬惡不赦的壞人。導致靈魂失落的創傷，往往是由創傷受害者自身所造成的。我指出這點，不是為肇事者找藉口，而是希望把注意力放在靈魂失落的龐大連鎖反應上，因為上一代會將自己的傷痛傳給下一代。

例如在亂倫的案例中，施暴的家長往往自己也是亂倫的倖存者，他們的部分靈魂在童年受創時失落了。這並不表示加害者所犯下的行為較不可惡，但這可使人們對加害者的行為有更多認識。如果這些家長沒有與他們天然的平衡解離了，又怎會對自己的孩子施虐呢？靈魂失落會引發更多的靈魂失落。

任何暴力犯罪的施暴者都面臨相同的問題。這些罪行可能窮凶極惡，對受害者造成極大傷害。罪犯為何會與人類的感覺產生這般解離關係？是什麼導致他們明顯落入的靈魂失落狀態？

靈魂失落是為了應付原始創傷的適應性策略。有時候，要逃離恐怖情境所帶來的全部壓力，最聰明的方式是離開身體。不論是遭強暴的女性，或是面對殘酷戰爭的男性，這種適應方式能幫助人存活下來。同樣的，必須倚靠父母存活的幼兒，無法真的逃離受虐的情境，因此必須找到使痛苦降到最低的方式。每當有人說「我把我的靈魂放在安全地方，這樣就沒人能傷害它」時，這句話總是令我動容。靈魂會被身體彈射出去，表示某種內在智慧正在運作。

協商不欺

身為薩滿實踐者，我並不喜歡某些傳統薩滿用來捕捉並將靈魂拖回來的作法。我認為靈魂返回的選擇，必須是靈魂瞭解最初情勢已經改變之後所做的決定。我會盡可能以誠實的方式說服靈魂返回，對失落的靈魂解釋，情況已和童年時不同，它們現在更能掌控自己的生命。偶爾我會提醒它們幼年生活中的美好事物，利用這些開心的事物作為返回的誘因。我也可能會認同它們早年的痛苦和恐懼，同時溫和的協商，請它們回歸到當下。

有時，靈魂碎片會找到一個比原本逃離的世界更令它歡喜愉快的靈性世界，而不想返回。有時，靈魂碎片逃到的世界並不怎麼愉快，但它已失落或困在那裡。不論是哪種情況，我的工作是使靈魂碎片瞭解個案的身體才是它應該在的家。

返回尋常世界

傳統薩滿會敘述發生在旅程上的某些事件，藉此幫助個案瞭解他病痛的本質。薩滿如果收到一些能促進個案恢復健康的相關藥草或物理治療方式的指示，也會向個案提出建議。

我經常與個案分享我在旅程上經驗到的細節。不過，我對於要分享多少，抱持著謹慎的態度。例如，我如果不確定個案對自己的亂倫經歷是否有所覺察，就不會分享我在旅程上收到的任何侵害訊息。

通常我在分享旅程中看見的影像時，個案會產生深刻的共鳴。即使特定影像對個案生活來說，不具任何邏輯或實質上的意義，我發現這些訊息通常能帶來舒緩、療癒的效果，然而這是個案或我自己在意識層次上無法全然理解的事情。這也就是這份工作的玄妙之處。

靈魂復原與心理治療

當你閱讀這一章時，或許已經感到興趣，但又對這種療癒方式有些不安。在某些層次上，薩滿與心理治療採用的方式不同，畢竟現代人對於治療者和個案之間的關係想像，深受心理學的影響。

我們都很熟悉這樣的畫面：個案躺在長椅上，心理分析師坐在一旁聆聽。不論是在書本、電影或電視上，這種文化印象代表著特定的人類探索形態，其中的個案主動旅行到夢境與記憶的內在世界，治療師則在一旁促成、觀察、引導並支持整個過程。

在目前盛行的心理療癒模式中，個案要積極挖掘自己的過去，以揭露嵌在內心深處、在防衛機制下遭到密封或扭曲的創傷。不論是透過佛洛伊德式的自由聯想、榮格學派的夢，或是藝術工作治療、催眠治療，都是利用一個管道，使個案能夠展開進入潛意識的旅程。可以說，個案本身就是進行旅程去找回自己靈魂碎片的薩滿。以時下的療癒模式來看，薩滿的靈魂復原工作最初看起來似乎上下顛倒或裡外相反。

我受過心理學的訓練，因此非常能夠同理這種取向。探索自己的內在，認識自身靈魂的豐足，幾乎對任何人來說都是珍貴的成長經驗。然而，探索靈魂的前提，是靈魂必須在家才行。當治療師談話的對象並不在家時，心理治療能有什麼效果呢？

在我看來，如果沒有可以承認這些負面模式存在的靈魂在家，要瞭解自己的負面模式，並且改變它們，是一件令人挫折的事情。人們有時會花許多年進行心理治療，才會感到夠安全，讓他們重要的精髓返回，而且，還是它們願意返回才行。

古老的靈魂復原術及現代心理學或許有許多可以互惠互補之處。透過找回失落的靈魂碎片，薩滿可為心理治療師帶來完整的患者，讓他們接受心理工作，如此便有可能獲得更快速、更深層的成果。反過來說，心理治療師能夠協助靈魂復原後的患者，幫助他們建立自尊心和健康的生活模式，使他們能保有活力、活在當下。適應再度全然處在身體之內，學習以健康的方式和自己與他人建立關係，心理治療師和個案肯定能在這些方面繼續努力。

我的靈魂復原發現之旅

在下一章的內容中，我將為你介紹我的靈魂復原工作，協助你體驗這項工作的豐富及活力。不過，我想先和讀者分享我自己如何發現靈魂復原術這項驚人程序的故事，作為一個開場。

我在研究所修諮商心理學時，參加了《薩滿之路》的作者，人類學家麥可．哈納帶領的薩滿工作坊。哈納在研究過世界各地的薩滿之後，發現多數薩滿文化具有某些共通元素。他將這些元素稱為「核心薩滿」（core shamanism），包括利用鼓聲的引導進入薩滿意識狀態；以地球上某個開口作為入口，進入非尋常世界；與力量動物及靈性幫手一同工作；探索非尋常世界；以及為自己和社群帶回療癒訊息的實務工作等。

我從一開始，就深受哈納努力的成果感動。在他的引導下，我進行了第一次旅程，會見了我的力量動物。令我吃驚的是，這隻動物回答了許多我在生活上的問題。這趟首航旅程使我信服了薩滿的力量與真實性。

在最初的工作坊後，我決定和一群朋友練習進行旅程。我們每週聚會，圍坐成圓，輪流為彼此擊鼓，分享經驗。我對這個方式有了信心之後，便開始在我的諮商工作中教導某些個案進行旅程。我發現人們可以很有效的運用這種方式親自找到訊息，成為自己的權威。這也是與大自然以及與為生活充電的力量重新連結的有效方式。

經過一連串訓練後，我成為哈納的薩滿研究基金會（Foundation for Shamanic Studies）的國際教職員，開始在美國、澳洲、紐西蘭各地，以及奧地利、丹麥和瑞士教學。

最初幾年我在薩滿實務工作上，教導個人如何進行旅程，以及如何與他們的力量動物工作。後來，我開始教導其他薩滿實務工作。儘管我從哈納的教導和文獻中確知靈魂復原術的存在，但此時這仍不在我的經驗或教學內容中。一直到一九八〇年代末，我的某個經驗以突然又戲劇性的方式為我介紹了靈魂復原術。

帶回三歲的卡蘿

有一名叫做卡蘿的女士在我一場工作坊中，跟隨我的引導，前往上部世界進行薩滿旅程，這是薩滿經常會拜訪的領域之一。卡蘿在上部世界遇見一位老師對她說，她需要對童年遭遇的創傷認真做功課。卡蘿從旅程回來後，告訴我，她在三歲時遭到父親強暴。我同意隔天早上與卡蘿會面，協助她面對這個傷痛，如果可能的話，也將它釋放掉。

我和卡蘿會面前，先進行了一場旅程，與我的力量動物協商，力量動物告訴我該如何給予協助。我與這位靈性存有的合作已經八年了，透過心電感應接收到許多睿智且非常有幫助的訊息。簡單的說，我對祂提供的訊息非常有信心。在與卡蘿工作時，有個助手為我擊鼓，幫助我快速進入意識的轉換狀態。鼓聲開始後，我從一棵樹的中空樹幹進入地底，穿越漆黑的隧道，深入下部世界。我順著光往前行時，也發出強烈的心電感應訊息，請我的力量動物等待我的到來。我從一座有溪水潺潺流過的松林進入下部世界，這裡我來過無數次，總是讓我感到無比祥和寧靜。如同我的期待，力量動物正等著我。我們在溪邊坐下，我述說了卡蘿的困境。

力量動物給我的回應是把我帶回到卡蘿的生命中。我突然發現自己正目睹她三歲時的遭遇。在目睹的同時，我看見卡蘿的靈魂，也就是她的生命精髓，從她的身體分裂、離去。我看著她分離的靈魂去到薩滿所謂的空無（void），一個黑暗、無聲無息、沒有生命的地方。

很明顯的是，卡蘿的靈魂自從童年強暴事件發生後，一直留在空無之中。我繼續進行旅程，追蹤她到空無之中，同時抱持著我會找到她的強烈意圖。我在黑暗中什麼也看不見，於是叫著她的名字。一個小孩的聲音回答：「我在這裡。」

「我看不見妳。」我喊著：「妳看得見我嗎？」

「看得見。」她回覆。

我問她是否願意跟我回去。她回答：「願意。」這時我覺得脖子被一雙小手臂環抱著。該回家了。我們返回到尋常世界，就像薩滿的傳統作法一樣，我將三歲靈魂吹入卡蘿的心臟和頭頂。「歡迎回家。」我對失落在空無的靈魂碎片說道。

我對卡蘿述說我的經驗後，她還記得空無，也能記得她三歲時去了那裡。但她從來無法向任何人描述這個經驗。她很感動我那麼關心她，願意進入那黑暗空洞的地方去尋找她。[11]

療程結束數週後，卡蘿來電告訴我，她覺得這是她成年後，第一次覺得在自己的身體之內。過去的她總覺得與自己失去連結，現在的她正直接而強烈的體驗著生命。色彩變得更鮮明，植物似乎與動物一樣充滿活力。她不再覺得生命像一場電影，而她只是個旁觀者而已。

當時，我從未與亂倫倖存者工作過。我並不知道卡蘿描述與自己身體失去連結的感覺，與其他性侵害受害者的經驗一致。此後，我發現各種創傷，包括意外、疾病、手術、喪失心愛的人、戰爭以及任何形式的虐待，都能使人感到與自己的身體分離。我發現許多大人小孩的靈魂迷失在

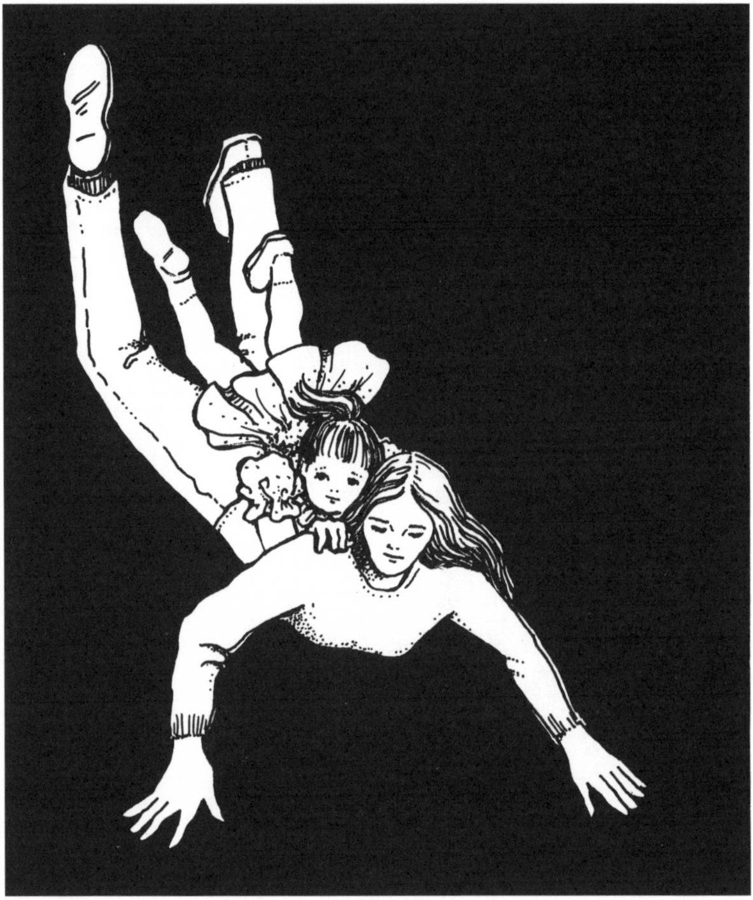

和三歲的卡蘿一起從空無中返回

空無或其他靈性世界中，透過靈魂復原術，能幫助這些靈魂返回到身體的家中。

開始使用這個方法幾個月後，我遇見了克莉絲汀娜．克勞馥，她是《親愛的媽咪》（*Mommie Dearest*）作者以及「倖存者網絡」（Suriviors Network）的創辦人。她參加了一場我示範靈魂復原術的工作坊。克莉絲汀娜在旅行途中，以及在她的組織工作時，經常聽聞受虐的效應。我們一起演練了靈魂復原術，她印象非常深刻，甚至請求更多教導，並且決心下功夫學習這項強而有力的方法。不久後，克莉絲汀娜便開始將靈魂復原術整合到她與倖存者的工作中。

我最初與卡蘿，以及稍後與克莉絲汀娜的工作，使我開始思考某些問題。我每週在全國各地旅行進行薩滿工作坊時，也思索著到底有多少人因創傷而與自己的靈魂分離。我想知道暴食、濫飲或對其他藥物上癮，用這些不適當的方法來填補破碎靈魂產生的空洞，到了什麼程度。我逐漸發現社會上四處可見的心理痛苦與古老的靈魂失落診斷之間的關聯。這些問題促使我繼續探索靈魂復原術的技巧。

你可以在下一章，透過我在非尋常世界找回多個個案靈魂碎片的旅程中，觀察如何在現代世界裡運用這些技巧。

〈我看見孩子們在躲藏〉

我看見每個破碎的孩子的臉龐；
閃亮的雙眼是黑暗中唯一的光芒。
他們在哪裡遊戲？
在哪裡躺下小憩？

我在黑夜裡看見他們的臉龐；
每個缺損、破碎的靈魂，
帶著永恆傷疤，逃跑躲藏。
他們等待的是，傷害永遠不再。

——史蒂芬・馮・布倫

眼中的淚水已乾涸，
飽滿雙頰變得慘白，
今晚，他們的靈魂走到何處？
哪裡是回家的路？

除了這些孩子，我無法為誰擊鼓，
為他們擊鼓，也是為我自己擊鼓。

第三章　追蹤靈魂碎片

母親，妳有個孩子想要回家。請幫助我，將她帶回妳的身邊，使她能回到她在地球上所屬之地。

——進行靈魂復原術的祈禱文

在你準備好與我一起進行旅程時，我想請你點亮一根蠟燭。我們在生日派對、教堂禮拜等各種場合利用蠟燭引領我們進入特殊的存在狀態。蠟燭或許能使人想起，比方說，固體物質（蠟）與靈性（光）是相關聯的。我要進入非尋常世界時，有時會點亮蠟燭，作為召喚靈性幫手的方式。同樣的，你也可以點亮家中蠟燭，以同樣的靈性狀態參與我的旅程，與燭光共處一會兒，在開始閱讀後，讓它繼續點著。再簡單不過了是吧？

引導練習——

點亮蠟燭。注意到你點亮蠟燭時，身體是否有任何微妙的改變。或許你逐漸覺得變輕盈了。情緒上，你感覺稍微安全些、更寧靜。如果一開始沒有出現這些反應，還是讓蠟燭繼續燃燒，或許當你開始閱讀後，感覺會有所改變。

靈性存有會回應召喚，來到我們的空間中。當你點亮蠟燭時，心中明白靈性存有將引導你，在你跟隨我旅行時，支持著你。你的頭腦能學會許多薩滿作法，但你的心能觸及更深處。或許你已準備好向薩滿敞開心，不是把它當作信仰或信念，而是當作一場你能確認成果的冒險旅程。蠟燭單純提醒你，你對這場冒險之旅的敞開。

想像我們共處在一間昏暗的房間裡。你坐在最喜歡的椅子或沙發上觀看，我則在房間中央準備進行靈魂復原術。你看見我拿出一條來自墨西哥，歷經風霜、繪有酒紅色圖案的灰色薩波特克（Zapotec）毯子。

這條毯子是我的老朋友了。自從我收到這條毯子禮物後，已經用它做了數百次的療癒。我也曾經在這毯子上坐了四天三夜，齋戒，祈求天啟。這條毯子是幫助我進入非尋常世界的療癒工具。我躺在這條毯子上時，會感覺到我被靈性存有擁在懷中，充滿了療癒力量。

我鋪開毯子後，你看見我在一旁擺放了沙鈴、美洲原住民鼓和一顆水晶。我在開始時，會一邊搖著沙鈴，一邊祈求大母神（大靈的女性面向）協助我將個案的靈魂碎片帶回家。鼓聲由助手負責。（無人協助時，我則播放薩滿鼓聲的錄音。不過即是如此，我仍會將鼓放在一旁。）我的鼓和毯子一樣都是諸多旅程的一部分。它們在場，就開始把我的注意力轉向其他世界。

我的水晶也等著。我開始旅程時，會將水晶放在口袋中，藉以提醒自己，我有能力看見隱藏在尋常覺知以外的事物。水晶之於我，相當於靈魂捕捉器之於傳統薩滿。

你在椅子上輕鬆觀看這些對你來說或許陌生的程序時，我建議你深呼吸幾回。你將觀察到的人們，在某些方面來說，或許與你的差異並不大。他們渴望的是深層的療癒以及更強烈的存活感。這些人對薩滿實務工作或許熟悉，也可能很陌生。

現在你可以舒服安全的享受旁觀者的特權。每個個案進入這個房間時，請帶著興趣與好奇心觀看。蘇姍、艾倫、愛德華和瑪莎將輪流躺在我身邊的毯子上，每個人的肩膀、臀部和腳踝都會觸碰到我身體的相同部分。鼓聲開始時，看著我用手臂蓋住眼睛，開始進入意識轉換狀態。

在這些時刻，你獲得的是珍貴的內在影像。你不只看見我和個案躺在地上的外在模樣，也將看見我旅行到非尋常世界時的所見所聞。我所到之處，你也會在。

只有一個例外。在每趟旅程中，我會和我的守護動物對談。在薩滿世界中，每個人守護靈的身分往往是珍貴的祕密。除非是特殊情況，否則告訴別人祂的身分將會使祂的力量消散。所以，我不會特別為你描述我的守護靈。為了使你有更豐富的旅程，你可以觀想自己喜愛與尊敬的動物，讓祂執行我的守護靈所做的相同舉動。

現在第一個個案敲著門。她是蘇姍。

不肯回家的小女孩

蘇姍是一位諮商師，專門處理藥物與酒精濫用的問題。蘇姍和許多諮商師一樣，她自己也在接受治療，這不僅能促進她自身的療癒，還能磨練她在專業上的敏感度。有好一陣子，她覺得自己的治療停滯不前。她和治療師正在運用隱喻，想要接觸蘇姍的內在小孩。但這孩子到哪裡去了？再怎麼嘗試，蘇姍一直無法找到自己的內在小孩。治療師和她都很挫折，同意蘇姍嘗試其他方式與內在小孩重新連結。她今天來是希望我能否幫助她達成這趟探尋。

開始用鼓聲轉換意識之前，我請蘇姍給我看她戴的首飾。在尋找模糊不清的靈魂碎片時，我發現用首飾尋找很有幫助。想想問題所在。在非尋常世界中，靈魂碎片可能與前來求助的個案長得很不一樣，尤其是童年就離開的靈魂碎片。但不論靈魂在非尋常世界的年紀多大，她早年所穿戴的首飾會與此刻個案身上穿戴的一樣。如果我能看見相同的戒指或手環，我就能指認出流浪的靈魂，就算她多年後有任何改變也沒關係。

今天蘇姍右手戴著一個非常細緻的銀戒指。我唱完我的力量之歌後，在她的身邊躺下，腦海中想著這趟旅程的意圖。鼓聲開始後，我看著自己浮起來，穿越許多雲層，片刻之後，我被彈射到外太空，以慢動作翻滾著，迷失在一片溫和擺盪的寧靜及忘卻自我的感受中。在黑暗和溫柔聲音的環繞下，我一下被哄入了無意識之中。突然間我想起我的任務，開始呼喚蘇姍，突破這個狀態。

我四處張望，眼睛聚焦後，看見黑暗中有許多天體和閃亮的星星。視野擴大後，我看見一個孩子的頭，從一片看似漂浮在太空的岩石之間探出來。我像在無重力狀態中朝她飄去，以輕鬆且不具威脅的方式靠近。「妳是蘇姍嗎？」我問道。孩子點頭時，我看見了她右手上的銀戒指。她看起來大約七歲。

「蘇姍，我是想帶妳回家的朋友。」我說道。

「不要，我不想回去那裡。」她回答，看起來像是準備大發脾氣。

這時候我的力量動物出現在我身邊，讓我看了一段蘇姍七歲時在尋常世界的生活畫面。我像是看一場內在電影般的看著這些畫面。蘇姍坐在客廳裡玩娃娃。她父親在一天漫長工作後，兩眼矇矓的走進來。他是累了還是醉了？我看不出來。很不巧的，他被蘇姍的諸多玩具絆到了。

「要跟妳說多少次，不要把玩具弄得整個客廳都是？」他大吼。父親進來時，蘇姍站起來，兩手擺在背後正要打招呼。這時，挫敗的父親打了她一巴掌。我的力量動物看著我，以心電感應對我說：「這不是第一次，也不會是最後一次。」

我的目光從畫面轉向躲在石頭後方的小蘇珊。顯然她很怕跟我回到尋常世界。但我的力量動物很擅長溫柔而肯定的對害怕的小孩說話。祂說：「蘇珊，還記得妳多麼喜歡走在樹林裡，對樹木唱歌嗎？還記得妳多喜歡跳繩和玩球嗎？」

聽見這些話時，蘇珊的恐懼似乎消退了些，目光望向遠方。我接著說：「妳已經長大，不用再跟父親住。妳不用擔心他會再打妳了。現在很安全了，蘇珊。妳願意跟我回家嗎？」

最後，她同意回來。

我們回到尋常世界後，我坐起身來，以傳統方式將靈魂碎片吹入蘇珊的胸膛和頭頂。她坐起來後，我與她分享了這趟旅程的經驗。由於蘇珊的情緒很穩定，也知道自己過去曾受到虐待，因此我很容易就能與她分享旅程內容。

（幾個月後，蘇珊告訴我，這次工作為她失落的童年開啟了一段「溫和的回憶」，很開心她的小女孩回來了，她也不再感到憂鬱。最重要的是，找回內在小孩後，她在治療上有了進展。）[1]

前往失途孩子的洞穴

當艾倫走入你我所在的房間時，看起來很沮喪、了無生氣。她對自己生命的描述確認了她的狀態。她是一名公司職員，工作很穩定，但與幾個男人曾有一連串不健康的痛苦關係。她總是因為某件事對某個人生氣，極度渴望擁有那一直找不到的快樂。

我問艾倫是否真心想要改變，我是否讓她有安全感。她肯定的答覆後，我知道我們可以準備開始了。

我說完祈禱文，在艾倫身邊的毯子躺下後，進入樹幹，來到一個涼爽黑暗的隧道中。我的頭髮拂過隧道頂端，清涼的棕色泥土輕輕灑落臉頰。我在隧道中往下移動，無聲請求我的力量動物在隧道盡頭等我。同時，我將意圖專注在尋找此時對艾倫有幫助的靈魂碎片。

在離開隧道進入光中時，力量動物立即抓住我的手，我甚至來不及掃描四周，與祂說話。祂開始帶著我往地底深入，越來越深，穿越了所謂的下部世界。最初我還仔細數著我們穿越了幾層，但很快就數不清了，因為我們穿越了一層又一層，似乎沒有盡頭。旅程中，我的喉嚨開始緊縮、皮膚感覺又黏又濕。對我們要去的地方我有個預感。

我的力量動物和我走在柔軟的土地上，這裡給人的感覺是完全空虛的。我們逐漸走近山中一座洞穴的洞口，四周都是落石。我們走進漆黑的洞穴時，我的心跳加快。我知道我們來到了「失途孩子的洞穴」，這是內在世界中最令人心痛的地方。眼睛適應了黑暗之後，我看見成千上萬不同種族的孩

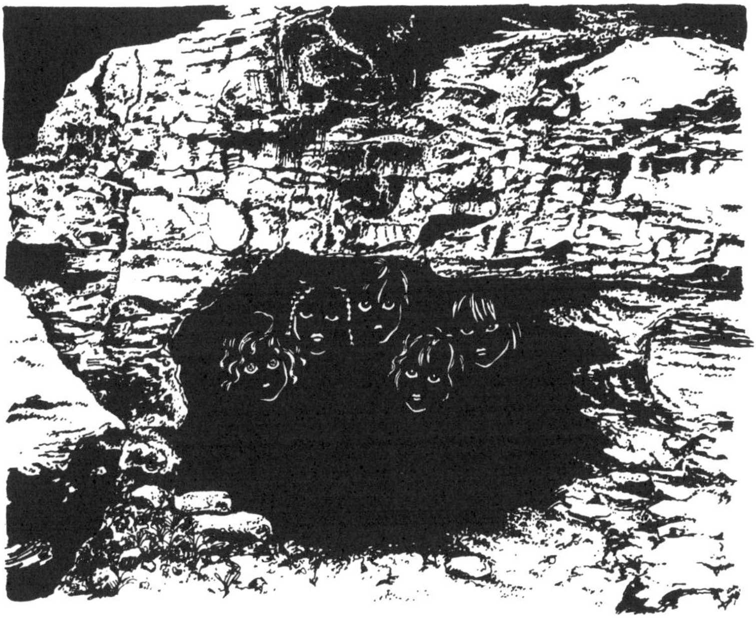

失途孩子的洞穴

子擠在洞穴裡。成千上萬雙悲傷的黑眼、棕眼和藍眼盯著我瞧。看見他們處在失去時間感的現實狀態——迷失、遭遺棄、驚懼的模樣，使我心痛無比。他們一直等待著。

我把注意力從這痛苦的回應中轉開，再度將意圖專注於尋找艾倫。不久，我感到一股力量拉扯著我的太陽神經叢。有個眼睛灰藍、目光堅定的孩子朝我走來。她大約五歲。黑暗中我看不清她的穿著。

「妳是艾倫嗎？」

她點頭肯定，但面無表情。我問她是否願意跟我回去時，她使勁抓住我，長指甲掐進了我手臂。我握住她一隻手，我的力量動物握住她的另一隻手，我們排成一列，啟程離開洞穴。離去時，我感覺到其他遭遺棄的孩子凝視我們時的哀傷眼神。

走出洞穴後，我彎腰用紙巾將艾倫淚痕斑斑的髒臉擦乾淨。她告訴我們，她的父母只關注自己的問題，兩人都遺忘了她。她說自從父親離開後，母親不停酗酒，沒有人照顧她。她開始哭泣：「我一直好害怕。」

她的痛苦令我感到癱軟無力，但我那充滿驚喜的力量動物適時介入。祂抱起艾倫，對她做鬼臉，直到她破涕而笑為止。她的笑容緩和了我離開洞穴後一直承受的哀傷。

我問艾倫是否準備好，要回到在尋常世界正等待她的成人艾倫身上。她說她差不多準備好了，但想先問我一個問題。「妳知道艾倫為什麼總是在生氣嗎？」我回說不知道。她說：「艾倫覺得她必須裝得又大又生氣才能保護我。我不需要保護。我只想要有人愛我。」

我把這孩子抱過來，讓她的頭靠著我的肩膀。

我溫柔抱著她，回到尋常世界。

我將五歲的孩子吹入長大的艾倫身上，用沙鈴在艾倫周圍繞了四圈，將靈魂碎片封存於她的體內。艾倫睜開眼睛時，我對她返回的靈魂說：「歡迎回來。」艾倫立即感覺到太陽神經叢有股舒服的暖流。我將所見與艾倫分享，她確認了兩項尋常世界中的我無法得知的事實：她的父母在她五歲時離異，母親是個酒鬼。她知道自己在五歲時失去信任的能力，這使她無法與任何人有親密關係。我告訴她，小艾倫說長大艾倫的憤怒是為了保護小艾倫，她也能理解。談話中，艾倫感覺溫暖擴散到全身，手指和腳趾開始覺得刺刺麻麻的。

（幾個月後，我又和艾倫見面談話。她生命中的事物仍不完美，但已產生重大改變。她感覺柔軟許多，較有玩心，也比較信任自己了。儘管那些被遺棄孩子們的眼睛仍如鬼魅般困擾著我，她記得回家的旅程讓我覺得寬慰不少。）

來自完美家庭的男孩

靈魂並不一定會旅行到下部世界（如艾倫），或前往上部世界（如蘇姍）。有時靈魂是在我們這層現實中迷失，包覆在過去（或甚至未來）的某個片刻中。木匠愛德華就是一例。

他走進房間時顯得紛擾不安。他最緊急的困擾之一是無法在任何住所感到自在。他搬過許多次家，試圖找到一處讓他有家的感覺的地方，但他總是感到不安，想著接下來該搬去哪裡。

我一樣以祈禱文和沙鈴為他展開旅程，設定自己的意圖為：前往最能協助愛德華生命的靈魂碎片所在的地方。

我在鼓聲中來到沙灘附近一棟屋子前。陽光普照，潮濕的空氣中充滿鹽的味道。這房子使我想起諾門．洛克非爾（Norman Rockwell）的畫作。窗戶上輕盈的窗簾被拉開，讓人得以一窺一塵不染的客廳。我望進窗內，看見一條乳白色的地毯和許多舒適的家具。牆上掛滿了一家人的照片。我轉頭望向周遭鄰居，看見的是加州風格的單層平房。這個時候街上很安靜，但我能想像孩子們在放學後會在街上騎腳踏車，週末時各家父親會在街上洗車。

我覆誦尋找愛德華失落的靈魂碎片的意圖四次後，我的意圖吸引我走入屋內。我穿越狹長清涼的走廊，來到一間令人開心的黃色廚房。我到後門時，可以看見愛德華在後院搭帳篷。他看起來是個非常心滿意足的九歲男孩。走近他時，我向他解釋我是來帶他回家的。他毫不遲疑的回答：「但我已經在家了。」

我向愛德華解釋時間已經往前推進，他也不再是九歲了。他是個四十三歲的成年男子。小愛德華不開心的聽我說完，一點離開的意思也沒有。他淚眼汪汪的說：「但我愛這裡。請不要叫我離開。」我問愛德華他的父母在哪裡，他忿忿的說他們搬走了，「但他們不能叫我離開這裡。」

愛德華眼前的困境一目了然。父母在他九歲時搬離了他深愛的家，部分的他留在這裡不曾離開。他在任何地方始終無法有家的感覺，是因為部分的他從未離開他的過去。當我找到艾倫時，她困在一個哀傷孤寂的地方，與艾倫不同的是，小愛德華則是在他深愛的世界中。不過，當我耐心對他解釋，他真正的歸屬是與成年的愛德華同在，在他們重逢之前，兩者都無法真正感到快樂。

小愛德華目光看著別的地方，思索我的話。最後終於問道：「愛德華真的想要我回去，是嗎？」我向他保證是真的。他問我要怎麼回去，然後害羞的將手放在我的手上。我們一起向他的房子揮手告別，返回尋常世界。

在歡迎靈魂回家後，我與個案分享我的旅程。其中的影像觸動了愛德華，他告訴我，他的父親在他九歲時從洛杉磯被調回東岸。愛德華不願離開那個他唯一知道的家。他以前始終不明白洛杉磯對自己毫無道理的吸引力。他很肯定他小時候的靈魂留在他所愛的那個家中。

愛睡覺的女人

現在看見瑪莎進入房間。她精疲力竭且非常沮喪。很難想像身為心理治療師的她，要從何處找到幫助他人的能量。事實上，她說她既不喜歡自己的工作，也不享受生活。她最美好的時光是睡著時，那是她心滿意足的時候。其他時候她都覺得精疲力竭，渴望能回到床上。

我們進行了準備的儀式後，我把意圖設在帶回失落的靈魂碎片。

開始旅程時，我發現自己被往上拉，穿越一層雲膜後，來到上部世界。我四處張望，看見瑪莎的靈魂就和今天的模樣很像，她正沿著一條銀色繩子往上爬。她急切想要伸手抓住一個看得見但抓不到的寶寶。我問道：「瑪莎，妳要去哪裡？」

「我得抱回我的寶寶。」

我有個強烈的直覺。「那寶寶是妳嗎?」

瑪莎回答是。「每晚我都爬得更遠點,設法抱到寶寶。我要把寶寶找回來。」

瑪莎的困境觸動了我的心。她就像薛西佛斯(Sisyphus)一樣,要將石頭滾向永遠無法抵達的山頂。瑪莎看起來像遭到詛咒,要永遠往上爬,永遠抱不到她的寶寶。該如何幫助她呢?在非尋常世界中的我,快速爬上銀色繩子,來到瑪莎無法到達的地方。寶寶就躺在雲上。我將她抱起來,緊靠著我的胸膛,帶著她順著繩子而下。我來到瑪莎身邊時,輕輕將寶寶放在她懷中。

「瑪莎,用手環抱我的腰。」我告訴她。我們三人往下滑過上部世界許多層,回到尋常世界。我將大人與寶寶的靈魂抱在懷中,將兩者吹入瑪莎的胸膛和頭頂。「歡迎回家。」我輕語。

與瑪莎分享我在旅程中看見的影像後,她很受感動,但她對嬰兒時的自己為何或何時離開,毫無概念。(數個月後的後續追蹤,我得知她感覺到驚人的能量再現。她熱愛工作,也不再耽溺睡夢了。)[2]

瑪莎的經驗顯示對個案深入的理解或認識,對這類型的療癒並不重要。雖然她自己受過洞察療法（insight therapy）的訓練，她的解脫與她的靈魂是如何或為何分離的智性理解無關。關鍵元素似乎在於她與失落的靈魂碎片重新結合了。

旅程的感想

因為你和我一起進行了旅程，你心中可能對這些內在旅程的性質有些評論。最吸引你注意的可能是這份工作的不可預期性。儘管外在的準備儀式和回程，為旅程提供了可預測的架構，旅程中的影像既豐富又多元。用來填滿相框的圖像總會令人訝異不已。

我從不知道我會去到哪裡或即將發生什麼事情。也不知道我會前往下部、中部或上部世界，失落的靈魂碎片會是成人、兒童或兩者皆是（如瑪莎的案例）。我不知道靈魂碎片是困在不快樂的世界中，或是找到心怡的地方而不願離開。我當然也無法預期自己將如何反應。我可能會經歷深度的恐懼或強烈的喜悅。像失途孩子的洞穴這樣的地方就困擾了我許多年。

當我進入非尋常世界時，我會放下我自己對可能性的看法。我可能會接收到個案早年生活經驗準確驚人的圖像，是我在尋常世界中無法得知的事物。我的工作是放下自己對可能性的有限觀點，對我被引到的地方保持完全開放的態度。

我如何保持這種開放態度？有一部分，是我受到旅程療癒目的的支持與引導。我的意圖就像射出的箭，穿越非尋常世界的各種陷阱與令人分心的事物。過去經驗教導我，強烈的內在意圖將引導我直接前往需要發生的經驗。如果我因為靈魂所處狀態而分心（如我為蘇姍進行的旅程）或感到害怕（如我為艾倫所做的旅程），我可以重新設定療癒的意圖，再次回到正軌上。

另一個重要的支持，則是來自於我的力量動物與靈性幫手們，祂們是我進入陌生領域中不可或缺的夥伴，祂們引導我、支持我、給我指引與說明。你或許記得在我所分享的旅程中，我的力量動物多次將我從僵局拉出來。一個簡單的動作，例如將害怕的艾倫抱起來逗她笑，就足以轉變整個情勢。

就像任何夥伴關係一樣，反覆經歷過支持與關懷的經驗後，信任便會油然而生。我接收到守護靈們持續不變的智慧與支持，使我全然信任祂們。當我旅行到未知的世界中，我知道我會獲得適當的協助。

我在薩滿實務工作中，有穩定一致的外在儀式，再加上豐富多元的內在經驗，為我帶來平衡與滋養。我無法想像少了這些內在世界的生活，也無法想像自己不能透過這份工作協助人們恢復完整的生活。

第二部

追尋

第四章　靈魂復原術的技巧

> 關於中亞奧斯加克—伐斯于岡（Ostyak Vasyugan）靈魂復原術的描述：薩滿完全不可能遭靈性幫手「附身」。如同卡加拉因南（Karjalainen）的觀察，就像「鳥兒」啟發史詩的吟遊詩人般，祂們只在他的耳邊細語。
>
> ——米西．伊利亞德，《薩滿：古老的出神技術》

如果你懂得「意圖」（intention）與「信任」（trust）這兩個詞彙，你就懂得薩滿療癒的關鍵了。進行靈魂復原術時，最重要的是擁有清晰的意圖：你要達成的任務是什麼？同樣的，相信你將得到所需的靈性協助也非常重要。

在薩滿工作中（以及其他療癒形態），實際進行療癒的並不是薩滿。薩滿只是管道，讓宇宙的力量透過這個管道來運作。因此，請求靈性存有的幫助，並且信任祂們將會出現，是薩滿的職責所在。要記得，管道是無法自行運作的。

在薩滿的工作中，薩滿療癒力量是來自薩滿願意在靈性領域為個案進行介入的意圖。靈性存有會因為有人願意為個案付出，而對這個人產生同情。

對許多薩滿實踐者來說，最難的課題在於信任的議題。我們的文化並不支持薩滿工作或與靈性存有合作的概念。所以，我們如何能夠就這樣開始工作，還要對這些無形的力量展現出全然的信任？

我對這個難題並不陌生。我生長於紐約布魯克林區的中產階級家庭，我們家有強烈的中產階級信念。有時候，在進行薩滿療癒的中途，我的頭腦會入侵，問道：「珊卓，妳這是在做什麼？妳瘋了嗎？」我會對自己覆誦「這真的有用」讓頭腦安靜下來。這麼做，能使我重新進入深層的意識狀態，我在那裡與靈性存有保持強烈的連結。信任來自於經驗。在超過十一年的薩滿旅程經驗後，靈性存有從未令我失望。

要學習薩滿療癒需要花時間、大量的練習和經驗。我將在這一章分享我工作的細節，幫助你透過閱讀揭露其神祕面紗。我並不打算在這一章教導如何進行靈魂復原術——我認為這樣做是不符合倫理的。我也相信只靠閱讀這本書就嘗試進行靈魂復原術，同樣也是不符合倫理的。

我們若真的尊重靈性存有，想以最有力的方式運用這項古老手法，在工作時必須隨時保持正直。請勿在未受過適當訓練前，便嘗試進行靈魂復原術，而使自己、使你所重視的人或靈性存有不受尊重。

個案會談

我與個案的會談，不同於傳統心理治療的首次訪談。要成功找回靈魂碎片，我並不需要知道個人的歷史。當年我剛開始進行靈魂復原術時，我並不確定這種方法有效，因此我對前一百位服務的人做了一項實驗。我請個案不要告訴我關於他們或想問問題的任何訊息。我向他們解釋靈魂復原術，要他們相信他們將找回所需的靈魂碎片。

正如我所猜測、希望發生的結果一樣，事件的共時性實在太驚人了。我一次又一次發現我在薩滿旅程的經驗與個案生活的記憶完全一致。我與史帝夫工作時，看見他在二十八歲時經歷一場心碎事件。之後，我才得知他的妻子正是在那一年離開他。為凱薩琳進行旅程時，看見四歲的她穿著某種服裝，拚命抱住安娜貝爾布娃娃。幾天後，凱薩琳帶著一張合照回來找我，照片中和她一起的娃娃，和我的描述一模一樣。與薇樂芮工作時，我看見一個黑影對五歲的她施暴，那黑影看起來是一名戴著帽子的男性。後來她告訴我，祖父曾經虐待她。她永遠記得他龐大的影子映在夜裡的牆上，而且總是看見他的帽子。

大多數的靈魂復原，在創傷發生的年紀與個案記得的事件上，具有完整的共時性。當然，也有些個案無法將訊息連結起來。我看見的一些事件，是發生在個案有意識的記憶之前；有些個案在情緒上也還沒準備好要想起那些事件。

經過約一年的「盲測」後，我對靈魂復原術更有信心了。對於人們與我分享的個人歷史，也比較有彈性。但我仍然覺得個案透露太多資訊會干擾我的工作，因此我會請人們概述主要的問題就好。

重要的是個案要信任我，對我有安全感。過去在部落社會，人們全然信任薩滿。薩滿是部落備受尊重的療癒者。但在今日社會，多數來找我的人都是第一次見面。我準備好要將對他們來說很重要的靈魂碎片「吹」進他們的體內。這是非常親密的經驗。所以在展開旅程之前，我得確定個案對我有安全感。統計資料顯示，美國每三名女性和每五名男性中，就有一名曾經遭受虐待。[1]我要確認在個案的療癒工作上，他們與我是夥伴的關係；我不是另一個「對」他們做了什麼的人。

我建立安全感的方式，是在會談中給予足夠的談話時間。這使個案有機會認識我這個人，並且決定是否要與我合作。我也會解釋何謂薩滿、薩滿旅程、力量動物以及薩滿觀點中的疾病，幫助他們熟悉薩滿這套系統。薩滿的方式讓人們很容易理解，因此我還沒有遇到對薩滿的運作方式感到困惑的個案。

在會談中，我對靈魂失落的解釋是比較容易懂的；多數個案早已覺得自己的某個部分遺失了。當他們發現自己在生命中經歷的感覺，其實有「靈魂失落」這種說法時，都會鬆一口氣。解釋靈魂復原術的效果，往往是困難的地方。我對於效果並不會給予承諾，因為正如我們將在第八章看到的，人們的經驗五花八門，因此不可能預測個別個案會如何反應。人人都有處理自身經驗的方式，我信任每一位人類存有都已經暗中擁有必要的訊息，知道該在何時吸收、整合、處理可能會浮出表面的記憶。

由於我無法得知每個人經歷靈魂復原後的狀況，因此我建議個案與我會談那天的其他時間要保留空檔，以防萬一他們需要在事後獨處一段時間。我也要求人們在進行靈魂復原術的前後二十四小時要禁酒；我發現酒精會扭曲事後浮現的感覺。

我對個案提出最重要的問題是，他們是否願意在生命中做出改變；因為經歷靈魂復原後，人們的生命確實會發生改變。我所謂的「改變」指的是什麼呢？我想許多人把改變等同於中樂透或類似的事件。我經常需要向人們重新教育什麼是「改變」。一個人的靈魂碎片一旦回歸，往往需要改變他與受虐或不健康的關係、家庭、飲食或工作相關的生活模式。多數人做出的改變，將能使他們的生活回到和諧之中。（我將在第八章深入探討這一點。）但我會給予個案忠告，他們的生活可能會變得不一樣。如果他們不想要任何改變，靈魂復原術對此刻的他們來說就不是一個適當的選擇。通常人們會回我：「是的，我已經準備好要改變了。這是我之所以會來這裡的原因！」

我向個案解釋，我會觸碰他們，將靈魂碎片吹入他們身體，得到他們允許。因為許多個案或許正在面對受虐議題，我不希望他們將我視為另一個侵害者。

最後我會詢問個案有何支援系統。誰會關心這個人返家了?當痛苦的回憶在幾星期後湧現時，有誰能陪伴?誰會在身邊分享靈魂回歸後的歡欣喜悅?有個方法可自動建立支援系統，也就是請個案帶一名朋友或重要的親友來參與這場儀式。這名友人可以協助擊鼓、公正見證整個過程，並且在場歡迎靈魂回家。

現在初步的準備工作完成了，實際的靈魂復原工作即將展開。

開啟空間

靈魂復原是一場儀式，為此我希望這個空間以特定的方式存在。開啟空間的程序，隨著不同的實務工作者而不一樣。我自己會做的第一件事，是在昏暗的房間中點亮一根蠟燭;我用這個動作來請求靈性存有蒞臨這個房間。

接著，我將在靈魂復原過程中所需的物件準備好。我在地板上鋪一條毯子，供個案和我一起躺在上面。我將沙鈴擺放在毯子上，用來召喚我的靈性幫手。然後取出水晶製的小型靈魂捕捉器，以備不時之需。我發現有時在旅程中，我無法抱住所有的靈魂碎片。水晶可以在我繼續旅程的途中，成為靈魂碎片舒適的「等待室」。面對破散的靈魂，我的水晶靈魂捕捉器也很有幫助;它可以像吸塵器般收集好散裂的碎片。

我在第二章提到東南亞地區的馬南薩滿使用水晶作為靈魂捕捉器；也有一些圖顯示北美西北岸的人們會使用中空骨頭作為靈魂捕捉器。工具有時很有幫助，但我要提醒人們不要依賴工具。有時我們會忘記真正的力量來源為何，卻把力量冀望於工具上。在靈性療癒工作中，工具或許有幫助，但並非必要。

接著，我會請個案躺在毯子上，解釋當我準備好要開始工作時，我會躺在他的身邊，身體觸碰到他的肩膀、臀部和腳踝。

展開旅程之前，我會跪坐在個案身邊，以口哨召喚靈性幫手前來，和我以夥伴的關係一起工作。然後開始搖沙鈴，唱出我的力量之歌，一首多年前來到我生命

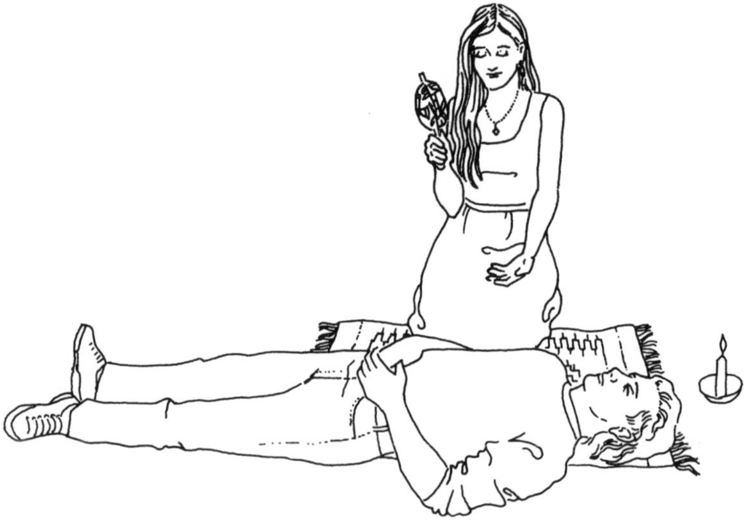

召喚我的靈性幫手

中的歌曲。這首歌會改變我的意識狀態，這個必要的過程能將我的自我和尋常的意識狀態移開，使工作得以展開。我感覺意識已經轉換後，便在個案身邊躺下。

薩滿旅程

當我躺在個案身邊時，鼓聲開始。如果身邊沒人能協助擊鼓，或者不能擊鼓，我會聆聽薩滿鼓聲的錄音。我告訴個案要安靜的躺著，盡可能處在「當下」，對回歸的靈魂碎片保持接納的狀態。個案在這個階段是處在被動的狀態。我的責任是追蹤靈魂碎片，將它們送回到個案身上。在個案走出我的大門之後，就要展開將靈魂碎片整合到日常生活的工作——這是個大工程！

當鼓聲開始時，我對自己覆誦我的意圖四次。例如，「我在尋找此刻對珍有幫助的靈魂碎片歸來。」如果我知道珍目前正在面對的特定議題，如受虐、上癮、悲傷或信任議題等，我

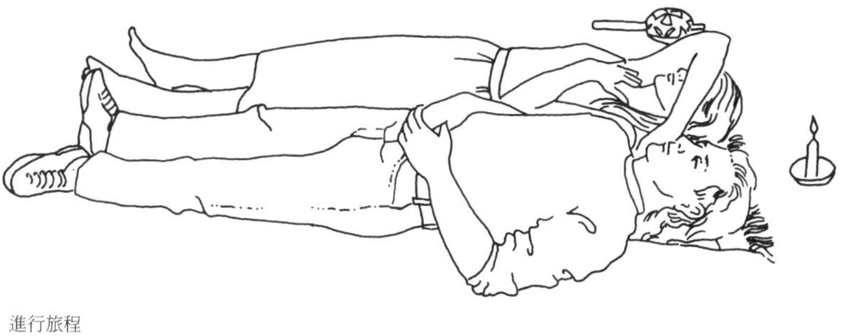

進行旅程

會隨身帶著這些資訊，如此靈性存有才能將與特定問題相關的靈魂碎片顯示給我看。鼓聲是我離開身體的途徑，也是我返回的途徑，但引導我進入薩滿旅程、協助我追蹤個案的是我的意圖。我的太陽神經叢會感覺到一股實際的拉力，將我拉向下部世界、中部世界或上部世界。

> 當人類「失落他的靈魂」時，薩滿透過特殊技巧進入出神狀態；他的靈魂在出神狀態中旅行到靈性存有的世界。薩滿宣稱有能力，例如就像在實相世界的獵人追蹤獵物般一樣，他們能在下部世界追蹤失落的靈魂碎片……一旦捕捉到靈魂碎片，他們會將之帶回，重新安置於失去碎片的身體之中，藉此完成治療。[2]

當我說要進行薩滿旅程時，究竟是我的哪一部分進行旅程？在改變我的覺察、轉換我的意識狀態後，我的靈魂會離開身體，進入非尋常世界；在薩滿旅程中旅行的是靈魂。根據人類學家艾克·霍特昆茲（Åke Hultkrantz），「除了西南部之外的其他北美洲地區，人們都以不同方式相信著人類具有兩種靈魂：一種是賦予身體生命、行動與意識能力的一個或多個『身體靈魂』（bodily souls），另一種是夢或和人完全相同的『自由靈魂』（free soul），這是他在身體之外各種靈性暮光地帶中的自我顯化。」[3]我相信進行旅程的是自由靈魂，我們透過靈魂復原術帶回的是身體靈魂失落的碎片。

關於旅程有個重要的面向，薩滿是透過自由意志來進行旅程。薩滿在自由意志下進入非尋常世界，也透過自由意志回到尋常世界。薩滿不會困在其中，並且能夠透過學習而來的紀律、持續不斷的練習與測試，往來於各個世界之間。

追蹤個人的靈魂，並不如想像的那麼難。再次強調，意圖與信任是絕對的關鍵，因為薩滿對於靈魂碎片是失落在上部、中部或下部世界毫無概念。

一個人在旅程中能獲得許多幫助。有時候我甚至覺得得到的協助太多。力量動物會指引我方向。我經常在非尋常世界遇見個案的靈性存有。儘管我請個案在進行靈魂復原術時，要留在身體中，處在當下，但他們的靈性存有很少聽話，常會尾隨來幫忙。此外，正如我們將在接下來的個案研究看見，我已經找到的靈魂碎片也會向我提供訊息。我在為查爾斯工作時，他五歲的靈魂碎片告訴我，得到上部世界去尋找他九歲的靈魂碎片。

進行靈魂復原術時，我能以各種形式接收訊息，從來無法事先得知這些訊息將會如何出現。有時候，我看見的是創傷的影像與細節，例如我為卡蘿進行的旅程；有時候，我可能看見靈魂碎片在非尋常世界以特定的年紀出現，例如蘇姍的案例就是如此。我經常會聽見力量動物下達指令：「去帶回四歲的他。」訊息總是以各種方式出現，必要的話，我也可以請求得到更多訊息。

當婕姬找我進行靈魂復原術時，她說自己深受缺乏自信的困擾。我展開旅程後，像往常一樣，感覺到太陽神經叢的拉力將我帶往上部世界。在一片黑暗遠處，我發現三十三歲的婕姬，一臉絕望。「婕姬，發生什麼事了？」我問道。「我丈夫為了另一個女人離開我了。」她回答。從我進行靈魂復原術的經驗中，我懷疑婕姬在更早年的生活就有這個模式，建立了問題的主軸。此時我召喚了力量動物。「將這一切的開始顯示給我看。」我和成年婕姬握著手，一起在黑暗中穿越時空，來到某個教室場景，滿臉通紅的小婕姬坐著，四周圍著其他六歲的小一學生。婕姬的老師對她吼著：「婕姬，妳這個懶蟲，妳作太多白日夢了。妳這一生都將一事無成！」婕姬的靈魂在羞辱與絕望中離開教室，也帶走了她的想像力與創造力。婕姬靈魂其他留下的部分，不斷在腦海中重複老師的話。在如此久遠之前發生的事件，是婕姬一生至今都困在缺乏自尊問題的起源。

多重靈魂碎片

讀到目前為止，你已經知道，多數人的靈魂碎片不止一個。我們在生命的不同階段經歷了各種創傷，導致自己許多生命精髓的片段離去了。我們可以失去多少靈魂碎片呢？這完全要視個人及他的歷史而定。我發現仍然存留在尋常世界的碎片數量，至少要和進入非尋常世界的碎片數量一樣多。如果離開身體的碎片多過留在體內的數量，一個人將無法運作。

在我多數的靈魂復原工作中，每一趟旅程能找到三到六個靈魂碎片。在為傑瑞進行靈魂復原術時，我發現他有個碎片在五歲從腳踏車摔下來時離開了，有個碎片在他十四歲切除盲腸手術中離開了，另一個碎片則是在他十九歲前往越南時離去。

如我稍早曾提及的，靈魂碎片也能在我執行工作時提供協助。雪莉在二十八歲婚姻破碎時，喪失了靈魂碎片。她在四歲那年因父母離異覺得被遺棄時，也失去了部分靈魂碎片。我在中部世界找到四歲的雪莉仍在她的房間裡害怕顫抖。當時二十八歲的雪莉就在我身旁，她溫柔將四歲的自己抱在懷裡輕搖，說著安慰與愛的話語。她拭去那孩子臉上的淚水，親吻了她。愛的語言和肢體上的安慰，使小女孩開心起來，綻放笑容。這快樂的兩個靈魂碎片，返回了躺在地板上等待與自己失落的生命精髓重逢的四十四歲雪莉身上。

當羅伊絲頑固的十三歲靈魂不肯跟我返回尋常世界時，是她勇氣十足的五歲靈魂說服較年長的靈魂碎片跟我們走。目睹堅強的靈魂碎片向害怕、脆弱、失望的靈魂碎片表現出同情與撫慰時，一直是動人的經驗。

多重靈魂碎片的失落或許會依循某一主題發生。蕾絲莉的靈魂失落發生在三歲、十六歲和二十八歲時，都是她感覺到自由與自主性受到威脅之際。凱文散落在非尋常世界的靈魂碎片是被遺棄的感覺所造成。一個人每次只能找回特定數量的靈魂碎片。理由很簡單。當靈魂碎片返回時，當初離開時感覺到的所有痛苦也會一併回來。環繞著創傷的記憶，需要一點時間才能想起來。我不想讓個案承受過多生理或情感痛苦的回憶。我會根據力量動物給予的指示，得知要帶回多少碎片，因為我全然相信祂的判斷。當祂說「這樣夠了」，我就會停止搜尋。

整合重返的靈魂碎片需要時間。我會請個案先等幾個月，再決定是否要進行另一場靈魂復原術。在後面討論靈魂復原後的生活的章節裡，我會談論更多關於整合的議題，但不用說，個人整合所需的時間，將視創傷及個人在情感與生理上的健康狀態而定。

我如何將靈魂送回給人們呢？我在非尋常世界找到的許多靈魂碎片，或許是在水晶中等待著，或許是手拉著手，和我連成一排，或許是騎在自願協助的力量動物背上。我接下來的工作是透過觀想和感覺，這些碎片跟著我，從非尋常世界回到尋常世界。我慢慢、牢牢的將它們拉到我的胸前，然後在房間裡起身，跪坐在個案身邊。我的雙手在個案的「心輪」位置成杯狀，小心的將靈魂碎片透過雙手吹入個案體內，一邊觀想它們進入了個案的整個身體。接著，我扶著個案坐起來，也將靈魂碎片吹入頭頂，同樣觀想所有碎片進入個案體內。在整個過程中，我與個案保持著某種程度的肢體接觸。我在個案周圍搖沙鈴四圈，以「將它們封存起來」；然後直視個案的眼睛，說道：「歡迎回家。」

在與個案分享我的經驗時，我會提醒他們，我不知道我接收到的訊息是真實的狀況還是一種比喻，因此他們必須自己決定這些訊息與自己的經驗是否相應。例如，我在協助勞伯時，我的意圖是想尋找他的靈魂，這意圖將我帶到下部世界，我看見九歲的他在大海溺水。我將這個訊息與

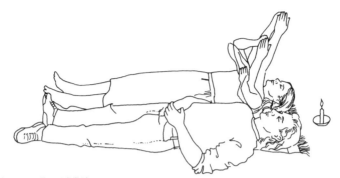

將靈魂碎片帶入尋常世界

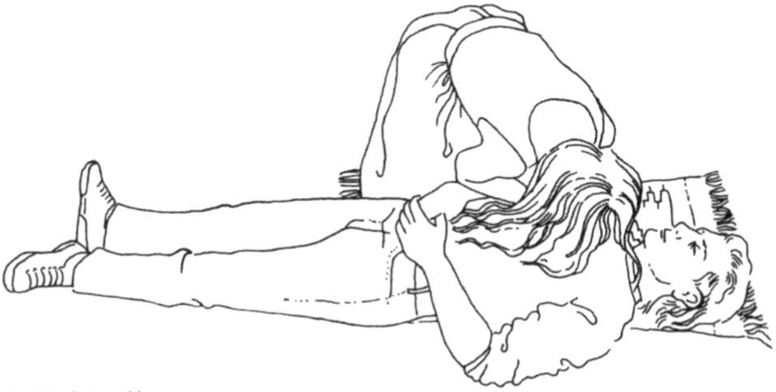

將靈魂碎片吹入心輪

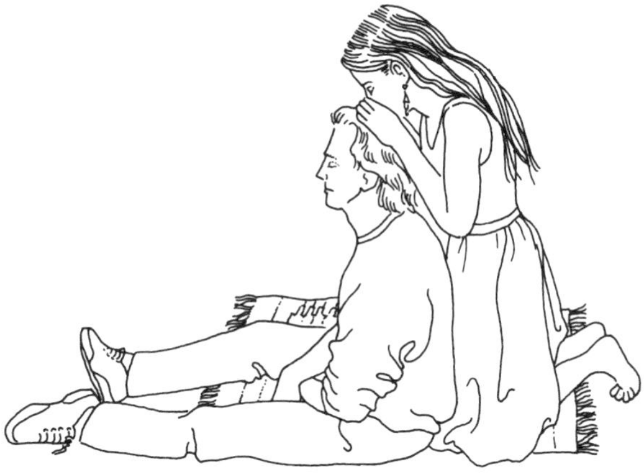

將靈魂碎片吹入頭頂

勞伯分享時，他覺得這是指他在情感上「溺水」，而不是肉體發生溺水。由於旅程中獲得的訊息經常以隱喻的方式呈現，我會小心不將自己的經驗一字一字如實描述，儘管有時候這些訊息與字面意義一致。分享我的經驗，讓個案從訊息中理出頭緒，而不強行加諸任何詮釋，是將力量還給個案的好方法。

正如我在第二章曾經提到，**除非我知道個案已經對曾遭受的虐待有所覺知，否則我不會描述性侵害的畫面**。我認為這是非常不符合倫理的作法。因此，我只對史蒂芬說：「我看見你在七歲時遭受到創傷事件。你對這有任何記憶嗎？」他告訴我他遭到叔叔侵害後，我才繼續描述對他來說相當確實的細節。另一個個案凱倫對四歲的她沒有記憶；因此我沒有分享我在旅程的所見。幾星期後，凱倫打電話告訴我她對遭受性侵的記憶開始湧現。於是我與她分享了我在旅程的所見。

人們會在自己適當的時間點找回記憶。我認為相信個人的存在方式，允許記憶在適當的時間與地點浮現，是非常重要的作法。有些記憶會在日常活動中顯現，有些則在夢境揭露。在這方面，我很相信個案內在的智慧。

與個案分享我的旅程後，我會給他們幾分鐘時間體驗回家的感覺。我會敲一種很美妙的樂器：西藏頌缽，它會發出連續平靜人心的音調。我請個案再度躺下，聆聽著頌缽的聲音，單純的體驗自己，感覺再度變得完整與回到家是什麼感覺。

我們的工作在此告一段落。我送給個案一顆石頭或水晶作為禮物，幫助他們永遠記得這個經驗。我也會請他們到大自然找個地方，留下一份獻禮，為自己的生命而感謝。我在幾年前的某次旅程中，得到這個訊息：「地球希望她的孩子們回家，她希望他們現在就回家。」靈魂復原術是使人們再度返回身體、地球與家中強而有力的方法。

意圖與信任的練習

我在工作坊中一再強調療癒的關鍵在於意圖與信任。我建議你回想生命中某些時刻，是你清晰的專注於想將某些事物召喚到生命中，而且相信它會實踐。換句話說，也就是你展現出意圖與信任的時刻。以下這個簡單練習是個很好的起點。

引導練習

想著某種你想要顯化的簡單事物。你的請求必須符合實際。設定你的意圖。把你想要的事物，用一個句子描述出來。觀察你的信念，是否相信結果會發生。抱持截然的信念，信任它將會實現。觀察你的意圖如何幫助你創造出各種行動，使你更接近想要的目標。

第五章　兩個靈魂復原術的經典案例

一個人唯一有價值的是靈魂。這是為何靈魂得以永生，不論是在天上或地下的世界。靈魂是人最強大的力量，靈魂使我們成為人類，但我們不知道靈魂是如何辦到的。我們的血肉、我們的身體，只不過這重要力量的容器罷了。

——英提尼里克（Intinilik），烏特卡西加林愛斯基摩人（Utkahikjaling Eskimo）

從靈魂復原的文獻中可以得知，這些儀式存在於世界各地。根據米西．伊利亞德及麥可．哈納的研究，世界上許多地區的薩滿會利用出神旅程來搜尋靈魂。我閱讀過西伯利亞、中亞、印尼、中國、印度、北美及南美洲、菲律賓、西北非、新幾內亞、美拉尼西亞及澳洲等地，關於靈魂失落及靈魂復原術的資料。靈魂復原儀式在各文化中的形式有所不同。以下某些案例不一定具有薩滿本質；儘管如此，這些儀式說明了其他文化也會進行靈魂復原術。

案例一

約瑟夫．坎伯在《動物力量》（*The Way of the Animal Powers*）一書中，描述了一個靈魂復原的故事，展現出薩滿鼓的重要性。

無疑的，在所有馬洛—亞特拉克（Malo-Atlaic）特色中，最重要、也最具獨特性的是鼓。薩滿會騎著他的鼓；布里亞特族（Buriat）或伊爾庫次克族（Irkutsk）宣稱他們的第一位薩滿，默楊卡拉（Moya-Kara），單憑著他最早的雙面鼓的力量，就能將靈魂帶回來，甚至起死回生。

死神厄爾倫汗（Erlen Khan）對高高在上的大神騰格里（Tengri）抱怨，因為默楊卡拉的關係，祂再也無法留住使者為祂帶回來的靈魂了。因此，騰格里決定設計一場試煉來測試這位薩滿。騰格里帶走了某個人的靈魂，將它放在一只瓶子中，然後將瓶子握在手裡，拇指壓住瓶口，坐著等看那位強大的布里亞特人會怎麼做。

這個靈魂被抓走的男人於是病倒了，家人找來默楊卡拉。薩滿一看就知道這個男人的靈魂被帶走了，便騎著他強而有力的鼓，在森林、溪流、山谷間、搜尋了整個地球，然後又下降到下部世界去尋找。這些地方都沒有這個靈魂的蹤影，只剩下一個領域要搜尋了：上方的天堂。因此，他乘著鼓，往上飛去，他在天上遨翔一段時間後，注意到光芒四射的大神坐在那裡，手中握著一只瓶子，大拇指壓住了瓶口。默楊卡拉研判情勢，發現在瓶子裡的正是他要找回的靈魂。因此，他將自己變成一隻黃蜂，朝神飛去，往祂的額頭用力螫了一下，大神痛到拇指彈開了瓶口，靈魂藉此逃出。騰格里看見薩滿帶著他的戰利品又騎在鼓上，朝地球飛去。祂伸手拿起一段閃電朝薩滿飛射而去，鼓被劈成兩半。這就是為何如今的薩滿鼓都是單面鼓。[1]

案例二

米西．伊利亞德寫到婆羅洲海雅達族（Sea Dyak）的靈魂復原術：

海雅達族的薩滿叫「馬南」。馬南會使用被視為是「光之石」（stones of light）的水晶來協助尋找患者的靈魂。這種招魂儀式（seance）是在夜晚進行。首先，患者的身體要先用水晶擦過，一旁群眾唱著單調的曲子，薩滿則持續跳舞跳到累癱為止。薩滿一倒地，會被蓋上一條毯子，薩滿便展開尋找靈魂的旅程。眾人等待著。馬南在下部世界尋找靈魂，一捕捉到靈魂就立即起身，手中握著靈魂碎片，接著將靈魂放進患者的頭顱。[2]

查爾斯．尼寇爾（Charles Nicholl）在《邊境》（*Borderlines*）一書中，描述靈魂失落以及泰國現代的靈魂復原術。他來到泰國一條河邊，和一名泰國女士卡泰（Katai）游泳渡河到寮國時，陷在激流中。這對卡泰來說是個重大創傷經驗。事後她對查爾斯解釋什麼是「觀駭」（khwan hai）——失去她的魂魄。她說明：「我們將在人體之內的靈稱為『觀』（khwan）。我們一生中可能會失去『觀』很多次。當你生病時，或承受巨大驚嚇時，我們說這是『觀歸』（Khwan Khwaen），意思是你的『觀』在頭上飛。」她繼續說：「當生命發生重大變化時，例如結婚、生子、或心愛的人死去等，你都可能會失去『觀』。『觀』會飛離我們。我們稱之為『蝴蝶靈魂』，因為它很容易就飛離我們。」

卡泰相信那條河帶走了她的「觀」，使她變得憂傷而空虛。一陣子前，她經歷了祖父的死亡，這也使她的「觀」出現問題。

她告訴查爾斯．尼寇爾，她需要找人進行「拜西殊觀」（bia see soo khwan），這是一種召回魂魄的儀式。「矛觀」（mau khwan）是「觀」儀式的專家。這場儀式費用很高（大約三十美元），查爾斯認為這很貴。她的回應是：「就算是兩倍價格也值得。這就像是生病時，需要付錢開刀一樣。不論代價如何，這都是要做的事。」

可惜，矛觀出城了，但有人介紹了「普拉姆」（prahm）——一位靈人（spirit man）給她。他懂得許多儀式。

他們準備了許多供品，還有給「捎觀」（sao khwan）的裝飾品。花朵紮成花束包在香蕉葉中。每片葉子都擦得光亮無比。花是給「發觀」（pha khwan）的，這是一個安置在銀盤上一層層往上疊的圓錐形結構，用來盛裝祭品，藉以引誘「觀」的歸來。花束旁有兩隻水煮雞、半瓶威士忌、甜糯米糕、甘蔗、冬瓜糖、一團團的包葉點心、檳榔葉和檳榔、粉紅色的生日蠟燭、各種象徵的小禮物——包括一隻手鐲、手錶以及裝滿威士忌的杯子。查爾斯對這些供品的反應是：「這些供品顯示這個愛逃跑的『觀』是個孩子氣的傢伙，可以用這些擺設的小玩意兒和糖果把它引誘回來，挺可愛的感覺。」

儀式在靈人以巴利語和緬甸語的吟頌中進行。吟頌內容有一部分是說給三十二個小小「觀」聽的，「觀」的每一部分各自存在於身體的不同部位。他也向河神說話，提到了「仕女椰花」，這是一種卡泰喜歡的蝴蝶。然後他召喚了卡泰的「觀」。他這麼說：「來吧，喔，『觀』。別讓頭部的『觀』不開心，女孩身體上的三十二個『觀』也一樣。你可以安全歸來，心滿意足。你看，我們為你準備了一場盛宴。」他繼續說出每道供品。這持續了約十五分鐘。卡泰跪在地上，低頭行禮，右手摸著「發觀」。靈人停止吟頌，所有人安靜坐了兩分鐘。

接著，靈人點了頭，所有人都鬆了一口氣。在這段安靜時刻，卡泰的「觀」回來了，被靈人的吟頌和供品引誘回來。卡泰的「觀」來到「發觀」上，但還沒回到卡泰身上。

儀式繼續進行。卡泰的手沾了花朵上的水。她收到食物，用來鼓勵「觀」完成最後一段旅程。這時召喚的用語是：「來吧，喔，『觀』。到她的手上吃東西。讓她變得強健而勇敢，讓她健康無病，讓她張開手就能獲得想要的。來吃東西吧。」

最後又用一條「吉祥線」封住卡泰回來的「觀」。這是一段受過祝福後綁在腰上的繩子。這條繩子會將好運、健康與喜悅綁在一起，封在卡泰體內。此時儀式完成了。[3]

〈回歸原點〉

雙手……

誰在寧靜中傾聽？
並對黑暗，低聲訴說？
又或者是，對失落的幽靈，水，
在地底喃喃細語。

同樣的事物。不。
別動。無聲。

——黛安娜·羅文

但，在緊閉的雙眼中，冒著閃光。

太陽燃燒著，
天空旋轉著，
在久遭遺忘的大地。

無聲，
但被埋葬的大海的心跳，
呼喚著：傾聽！

傾聽。有人吐出，那失落的名字。
隨之，在苔蘚覆蓋的寂靜中，清晰，唱出——
親愛的心，回家吧！

第六章 社群團體

無論如何，我們必須對現況有所反思。這是個緊急事件，尤其是對我們這些仍活在有意義的，乃至神聖的地球社群中的人。我們尚未出聲，甚至還沒看清現況。問題早已超越經濟、商業活動、詩意，或我們俯瞰美景時夜色帶來的喜悅了。在這一切之外，有件事正在發生。我們正在失去神聖臨在應有的輝煌與親密的模式。或許，我們喪失了自己。

——湯瑪士．貝利（Thomas Berry），《地球之夢》（*The Dream of the Earth*）

引導練習——

我建議本書的每位讀者，開始建立團體感，相互支持。作法很簡單，找一個人分享你從《靈魂復原術》中讀到的某些概念。你不需要解釋一切，但至少提出一個令你好奇的想法，與朋友討論。這個簡單的分享，將把你從獨行的旅程，帶到因他人的關懷而展開的療癒過程。

在遠古時代，小型社區是人類生活的重心。這些部落社會，就像一個有機體，所有成員相互依靠。根據我對薩滿的研究，我相信社群中每個成員的健康與療癒是整個社群的責任。每一個人都會在情感、精神、生理上的療癒過程給予強大的支持。

隨著人類的演化，發展出更精密的科技，社群開始消失，取而代之的是城市，以及隨之而來的擁擠、陌生和冷漠的相處模式。我們從部落社會轉變成由家族取代社群的文化。隨著社會越來越多變，氏族再度分解成更小、更孤立的單位，簡化成「核心家庭」。時至今日，核心家庭也正在解體，變成分開居住的個別成員。

我提起這點，是因為社群崩解，分裂成為越來越離散的互動單位，對靈魂的破碎有嚴重的效應。我強烈感覺到，社群的存在對靈魂復原工作有很重要的影響。今日，不僅多數人缺乏可靠社群的支持，而且許多人感覺到的孤立感，正是靈魂失落的主要肇因。

讓我繼續解釋下去。在研究傳統薩滿如何進行靈魂復原術的過程中，我發現儀式有個重要元素，也就是社群的參與。伊利亞德的《薩滿：古老的出神技術》一書，滿是不同文化薩滿召喚靈魂歸來的紀錄。他描述了中亞和北亞、北美及南美、印歐社會、西藏、中國及其他遠東地區，關於靈魂失落及靈魂復原術的大小儀式。從其中某些簡單儀式中，我們看見社群是這整體的一部分，也發現有人「等待」患者靈魂返回的重要性。

例如，在中亞地區，伊利亞德描述特雷烏特族（Teleut）的薩滿「以下列言語召回病童的靈魂：『回到你的國度！……回到你的蒙古包，來到明亮的火堆旁！……回到你的父親身旁……回到你的母親身旁。』」

中亞布里亞特族（Buryat）薩滿進行的儀式更複雜，他會在患者身邊的毯子坐下。薩滿周圍環繞著許多物件，譬如一枝箭上綁著紅絲線，線從箭頭經過蒙古包開著的門，一直拉到外面的樺樹上。患者的靈魂可以沿著這條線返家。

布里亞特人也相信馬可以感覺靈魂的返回：當靈魂回來時，馬會開始顫抖。因此，馬會被拉到綁著紅絲線的樺樹旁，由人負責拉著馬。蒙古包中一張桌子上擺放著蛋糕、馬奶酒、白蘭地和菸草。由患者的年齡來決定哪些客人將受邀參加招魂儀式。兒童的招魂儀式會邀請兒童參加；成人的招魂儀式邀請成年男子參加；如果患者是長者，受邀參與的則是老人家。布里亞特薩滿開始搜尋靈魂之前，會有這樣的開場白：「你的父親是A，你的母親是B，你的名字是C。你在哪裡遊蕩？你往何處去了？……蒙古包中坐著憂傷的人們。」在場的人開始放聲哭泣，薩滿述說著滿室的悲苦與哀傷。「你的妻子、你心愛的孩子們，突然變得孤苦無依，絕望的哭嚎，叫喚著你，對你哭喊著『父親你在哪裡？』聽見他們的哭喊，可憐他們，回到他們身邊……你數不盡的馬群渴望你的歸來，牠們大聲嘶鳴、哭得可憐，『你在哪兒，我們的主人啊？回到我們身邊吧。』」[1]

誰在等待？

從伊利亞德的紀錄中，我們發現兩件事：第一，薩滿需要在靈性的領域為個案的療癒說情；第二，不論是父親、母親、蒙古包中的人們或社群整體，有人正等待靈魂的歸來。這與我在自己工作中的發現很相似。我與卡蘿在會談的一年後見了面，我問她靈魂復原對她來說最重要的面向是什麼。她的回覆是這場經驗中最深刻的部分是有人夠關心她，願意為她尋找、帶回她的靈魂碎片。在療癒過程中，對個案支持系統的關注相當重要。我認為試圖為自己進行靈魂復原術可能行不通，因為缺少了社群歡迎靈魂回家。

這裡會有一個爭議，因為另類療法的諸多焦點都是指向自我療癒的方向。我清楚發現靈魂復原術並不是一種自助式的技術。正如傳統的薩滿，重要的是要有一個人，薩滿，介入了個案在靈性的領域。我從自己的工作中也發現，有另一個人見證靈魂的歸來，給予歡迎，也會衍生出強大的力量。當然，凡事都有例外。偶爾，我會收到人們來信告訴我，他們在自己的薩滿旅程中經歷了神奇與自發性的靈魂復原。這些奇蹟療癒發生的紀錄，在傳統薩滿也有前例，但這似乎並非常態。

我的意思並不是自我療癒行不通。顯然就某些案例來說，它是行得通的。然而，我們需要取得平衡。我教導人們進行旅程以便療癒自己，在生命中有所進展。但在許多個案中，靈魂復原術正是其中一例，我們必須透過傳統薩滿的角色，為個案提供他們無法自己執行的工作。個案的角色是在靈魂復原之後才開始。靈魂復原是工作真正的起點。

社會不公、犯罪、環境問題等今日社會的問題，讓我們必須脫離孤立的生活，團結合作，攜手共同找尋超越問題範疇的解決之道。我們不需要拋棄自我療癒的概念，但我們必須察覺，我們需要的是擁有眾人支持的力量與愛的療癒過程。

我深信社群對靈魂復原工作成功的重要性，因此在與個案初次會談時，會詢問當事人有關支持系統的資訊。我想知道這個人的生命中，有沒有人真心關心他是不是回家了。這個人或許是治療師、親密愛人、朋友或家人。我有幾個學生在他們的實務工作中也採用這個程序，要求個案邀請一名朋友陪同出席。這個朋友不僅能為過程增添力量，他也能在工作完成後一起慶祝靈魂的返回。

現代壓力

但當社群體系無法運作時，會發生什麼情況呢？最近美國衛生署官員發表一份發人深省的統計報告：每四個家庭就有一個家庭有情緒或身體虐待的情況。可想而知，這些家庭的孩子們的確都受創了。這意味著，有百分之二十五的美國兒童，會在家庭日常生活中面臨靈魂失落的可能性——喪失他們的生命精髓與生命力。從社群與部落社會到核心家庭的演化，尤其是生活在壓力越來越大的現代社會中，是否對成人造成太多壓力，而無法勝任父母一職？

靈魂失落會發生在家庭之內，也會發生在分離或離婚而使家庭單位崩解的時刻。孩童在安全與社群（家庭）崩解時，會受到極大的傷害。孩子被遺棄的感覺，會導致靈魂失落狀況更嚴重。

約翰找我進行靈魂復原術。他的問題在於無法維持關係，持續面臨信任與親密議題的挑戰。

我展開旅程，會見力量動物。我的意圖是找到能幫助約翰處理他問題的靈魂碎片。力量動物帶我來到中部世界的一棟房子。我在色彩鮮明的客廳中四處張望，室內有一張織錦布沙發和兩張維多利亞風格的椅子。房間遠處傳來大吼大叫，吸引了我的注意。約翰的父親在樓梯下方對他的母親大吼著他要離開了。四歲的約翰坐在客廳地上，他滿臉驚慌。父親甩門離家而去；母親也甩了樓上房門；約翰的靈魂從這場可怕的經驗中逃跑。父親的離去使約翰正常的家庭生活四分五裂，遭遺棄的感覺強烈到難以忍受。

我對約翰的靈魂碎片說話，向他確保，約翰正在尋常世界中等待，並且會照顧他。四歲的約翰明白自己是約翰懂得如何信任的那一部分，於是同意回家。

生活在社群中不僅能減輕扶養子女的壓力，也減輕處在關係中的壓力。我們往往在關係中將自己所有的需求都加諸於伴侶身上，但這並不切實際。沒有人能滿足我們全部的需求。能有真心關懷我們的朋友或家族親友，或許有助於解決這個問題。

成年禮

社群除了能提供養育子女的安全場所外，也有與所有成員一起慶祝重要的成年禮及各種儀式。其中有許多功能在現代社會中已不復存在，這些功能的消失，也能導致某些人的靈魂失落。

卡爾．榮格（Carl Jung）說：「千年以來，入門儀式教導我們在靈性層次上的再生，然而當代人類已經忘記神聖入門重生的意義。這樣的遺忘導致他的靈魂產生失落，這種現象很不幸的正在各地發生。」心理治療師羅伯特．法蘭西斯．強生（Robert Francis Johnson）接著說：「榮格所說的靈魂失落，正在我們的文化中顯化了，透過我們所面對的危機（與日俱增的藥物使用、暴力、道德與情感上的麻木），以及我們期望用選舉制度，選出那些承諾用經濟解決問題的負傷領袖，能解決道德與精神的問題。」[2]

例如，分娩的儀式就有重大的改變。在過去社會中，女人在分娩過程中會由女性友人及親戚陪伴與支持。這個習俗已經被現代醫療科技的隔離所取代。其中一項作法，也就是麻醉母親來減輕疼痛，這對她們的嬰兒造成了不良影響。我在旅程中看見母親在分娩過程被麻醉而生下的孩子，來到世上時，往往缺乏方向感。我為一名男士進行旅程時，看見他的靈魂在出生時像顆氣球般的飛走了。他一輩子都在經歷迷失方向的感覺，這使他疲憊不堪。

如今許多女性選擇以更自然的方式讓孩子出生。將生命帶到世上的神聖性再度獲得肯定。當這樣的出生是在家裡，或至少是在產房裡，靈魂出生時可以獲得溫暖的迎接，受到整個等待中的社群的歡迎。這與在有效率卻冰冷的病房被冷漠的接生出來，是多麼截然不同的情境啊！

靈魂失落也經常發生在剛進入青春期的女孩身上。我們的社會並未保留其他文化常見的成年禮。我見過相當比例的女性在初經來潮時，喪失了生命精髓的一部分。自然生理的變化使她們感到困惑且不知所措，無法理解從少女成為能孕育新生命的性感女人之間的轉變。擔驚受怕，使部分的靈魂分裂、離去。如果女性童年曾遭到性侵害，恐懼與困惑會更加擴大。當靈魂失落發生在初潮時，我們看見的是一個無法接受自己女性力量的女人。她可能選擇壓抑自己的性欲，這或許是因為這些感覺讓她不知所措，或者因為她害怕男人。她也可能變得厭食或暴食，因為成熟女性的身體使她感到備受威脅。不論她的回應如何，她使自己與自身的女神本質切割開來，這樣的破碎狀態往往會導致憂鬱或憤怒。

我與男性工作的過程中，經常看見靈魂失落發生在青少年時期。從男孩轉變成社會化男性，承受的社會壓力和同儕壓力，往往令人難以應付。我常在不知該如何在逐漸成熟的女孩面前正常表現的迷惘男孩身上，看見靈魂失落的發生。靈魂經常在要接近女性、面對交往問題的尷尬時刻破碎離去。

我見過戰爭的影響導致年輕男性靈魂失落。奪取性命、害怕喪命、強烈痛苦的感覺等，都足以使人的靈魂失落分離，尋找較令人欣慰的環境。

越戰退伍軍人就是很好的例子。相對於其他戰爭倖存者來說，越戰退伍軍人發現沒有社群等著歡迎他們回家，至今這仍令許多退伍軍人備感痛苦，也造成更嚴重的靈魂失落。事實上，這群遭受創傷的個體是我們目前為止見過最悲慘的靈魂失落案例。如果有支持團體能幫助他們整合靈魂碎片，那麼為越戰退伍軍人進行靈魂復原的潛在益處是相當大的。

美國社會有許多人轉向有組織的宗教，取代部落與氏族組成的社群。大家列隊走近神聖場域，和一群人一起祈禱，肯定能獲得很大的安慰。在教堂和廟宇中，兒童課程及社群團體為成員提供了歸屬感。或許現在是我們超越這種以一週一會消除罪惡的社群模式的時候到了。我們若真心想居住在地球上，我覺得我們現行的社群，不論是宗教、政治或社會，都必須繼續慶祝生命、強調生命的神聖性。我們忽視的是怎樣的特質啊！我們完全困在生存與從罪惡中獲得救贖的模式，忘了要慶祝頌揚生命。在夥伴關係中分享技能與知識，確實創造出尊重生命與自然的生活方式，從中而生對生命的讚頌，能幫助我們遠離疾病與問題的世界，並且獲得平衡。

我的願景是支持與榮耀生命的美麗，與他人一起工作，以真正能賦予支持的方式，慶祝生命的「高潮」，解決「低潮」的挑戰。我要請求每一位讀者發揮你的想像力，想像自己生活在一個真正滋養人心的社會。看見其中的細節；為這樣的社會說一個故事；感覺它、聽見它、聞著它，並成為這樣的社會。

圓圈的運用

最近我在一場工作坊中，同意為一名令我同情的男性進行靈魂復原術。我從他的故事中，得知在他居住的國家中，他的工作得不到任何支持，他的社區將他的靈性工作視為巫術，他察覺到自己有生命危險。

這場工作坊的焦點是靈魂復原訓練；共有三十八名學員。那天一開始，在團體擊鼓和搖沙鈴中，我聽見我的一位導師伊南娜女神（Innana）的低語：「要小心。」我打了個哆嗦。伊南娜通常不會對我的靈魂復原工作感興趣，她的出現對我來說是重大的徵兆。

當天稍後，我開始為阿依羅工作。我非常希望能幫助我的朋友，讓他回家時能感到完整且充滿能量，有能力面對他的挑戰。我感到很大的壓力，還有一絲上場前的焦慮。馬上就有三十八個人要觀察我的工作，我也對早上收到的警告感到害怕。

我請大家手牽手，圍成圓圈。「深層而緩慢的呼吸，將你的能量和整個團體圍成的圓圈能量往上提升。記得我們與所有生命之間的連結。記得我們與大自然中其他圓的連結，與月亮、太陽、地球、鼓的連結。」我感到生命力湧入我的身體，從右邊的人傳入，又朝左邊的人流出。

我感到體內每條血管中的血流脈動，龐大的熱氣上升，流經我，流入太陽神經叢、雙臂和臉頰。我感到無比巨大。我從團體的圓之中汲取力量，同時也將力量送回到圓之中。

我開始對室內全員說話，包括圓圈的成員和靈性存有們。「阿依羅請求幫助他回家。母親，請幫助我將你的兒子帶回家，回到他在地球上應在的地方——享受所有活著所能感覺到的一切喜悅。」

我對阿依羅說：「阿依羅，這個圓圈是為你而圍起的。每一個在場的人都急切的等著你，等待你的歸來。」

接著，我請阿依羅離開圓圈，和我一起進入圓的中央。他躺在我的毯子上。他的頭部上方有一根蠟燭，是室內唯一的光源。我在他身邊跪坐，拿起我的沙鈴，開始唱起我的歌。此時流經我身體的力量遠比我獨自工作時強烈太多。我察覺到圓圈的能量支持著我。這股力量淹沒了我。我感到無比巨大！同時也開始感到頭昏。我知道開始的時間到了。我不再知道我是誰；衝擊而來的力量充滿了我。我在阿依羅身旁躺下，觸碰著他。這是給鼓手的暗示，他開始以稍快而穩定的節奏大聲擊鼓。

我覆誦了我的意圖後，被往下拉，不斷往下進入了下部世界。四周一片黑暗、伸手不見五指。為什麼會看不見？某人試圖阻止我觀看。我知道我被窺視著。我向宇宙大聲求助。我的力量動物出現了。祂極具幽默感，對任何狀況很少嚴肅看待。祂看著我問道：「幹麼這麼激動？」我回覆：「我看不見。」祂將手伸入口袋，拿出一枝手電筒，幫我打開它，再把手電筒遞給我，我伸手接了過來。我身在一個非常黑暗的地方，但從手電筒的燈光，我開始看見某個箱子的外型。我察覺到一個強烈的臨在在我身旁，接著伊南娜出現了。這很不尋常，因為她從未為了另一個人出現在我的旅程中。她陪我來到這個堅固的鐵箱前。我知道那股強大的黑暗臨在，無法和伊南娜及我的守護靈的力量抗衡。我感到很安全，也非常清楚感覺到周圍圓圈的力量。

我打開箱子，裡面是阿依羅的靈魂。蓋子打開後，阿依羅可以伸展身體，走出箱子，他看起來很迷茫。有人嫉妒他的力量，不希望他在工作上有成就，因此偷竊了阿依羅的靈魂。

在靈性幫手們和圓圈的力量之中，我感覺到那股黑暗臨在逃離了。下部世界裡我所在的房間慢慢亮了起來。儘管光線昏暗，我已經能看得更清楚些。這是個方形的房間，有冰冷的天花板、牆面和地板，塞滿東西，布滿棕色塵土。伊南娜說：「告訴阿依羅，只要他繼續進行提升，支持地球生命及母親所有的子女，他就無須畏懼。」我將這些話覆誦給阿依羅聽，問他是否理解。他說懂。我問他是否想要跟我一起回來，他再度給予肯定的回應。伊南娜消失了。我問力量動物是否還有其他碎片要找。祂說有。

我們三個被帶到中部世界的另一個時空中，當時的阿依羅約四、五歲。他戴著一頂紅白色的毛帽和手套，站在雪地中。有個女人彎腰對他大吼。阿依羅覺得不被愛，沒人在乎他。我的力量動物說，阿依羅的生命主題是孤立感，覺得自己總是格格不入。他在尋找一個家庭。我問阿依羅是否願意跟我們走。他靠到了成年阿依羅的懷裡。

我們的任務將我們帶到星空中，找到另一個阿依羅的靈魂碎片，二十八歲的他。他告訴我他是因為心碎而離開。他也同意跟著我們回來。三個靈魂碎片擁抱著彼此，我們全都手牽手。

…………

我使勁的將靈魂碎片從非尋常世界拉回到尋常世界，並快速吹入個案的體內。我在阿依羅四周搖沙鈴，將靈魂碎片封存起來，並歡迎他回家。我們聽見來自團體的聲音，此起彼落。「歡迎歸來，阿依羅！」我對阿依羅和所有人報告旅程內容。阿依羅說明了事件的共時性，也補充了每個靈魂碎片的故事細節。

他問我他能不能跳一支感謝之舞。他的舞蹈越來越狂喜，直到他最後倒落在地。我把手放在他的肩上，他說：「我回家了。」

對於身為薩滿實務工作者的我來說，來自這個圓圈的力量大幅增強了我工作的感知。對阿依羅來說，這個社群提供的是他一直等待的家庭。這是個相當感人的經驗。我只希望我的每場靈魂復原術都能有這樣的圓圈，但還有其他方式可以與他人建立網絡，創造所需的支持。我們都有想要分享經驗的朋友，當個案帶著一名朋友來進行靈魂復原術時，我們就有了現成的社群。

我在靈魂復原的過程中及結束後，會成為個案的社群成員的一員。治療師、身體工作者或其他專業助人工作者，也可以在現場給予支持。我們此時的工作是組成一個與意圖有關的社群。我們每個人都需要和人們建立網絡，分享喜悅與哀傷，使我們不感到孤獨，不遭人遺棄。我的經驗是進行過靈魂復原術的人會發現，他們的生命中有許多人可以與他們一同慶祝自己的歸來。

我在第五章描述了卡泰的故事和她的靈魂復原過程。後來查爾斯．尼寇爾回去拜訪卡泰時，談及了那場儀式。卡泰說：「我找回我的神魂時，你在場。你幫助它回來。」

查爾斯回應：「我什麼也沒做。」

卡泰回答：「你在場，查爾斯。在場就夠了。」[3]

在朋友圍成的圓圈中……

圓圈正在歌唱，
鼓聲正在敲擊，
薩滿開始旅程，
薩滿起身了。

她將我的靈魂，
從遠方帶回，
為我帶來能量，
帶來知識。

靈魂小偷無所遁形。

——阿依羅・高普

圓圈，我對你歌唱。
太陽，我為你跳舞。
靈魂，我又哭又笑，
歡迎你的歸來。

第七章　當靈魂被偷了

島利班族（Taulipang）神話中有一則故事，是搜尋某個孩子的靈魂，它被月亮帶走，藏在鍋子底下；薩滿來到月亮上，經過許多冒險歷程後，找到鍋子，解救了孩子的靈魂。

——米西．伊利亞德，《薩滿：古老的出神技術》

我在尋找靈魂碎片時，看見了一個嚴重的現象：靈魂其實會被他人偷走。我常聽到對薩滿思想毫無概念的亂倫倖存者說：「父親偷走了我的靈魂。」或「我叔叔偷走了我的靈魂。」同樣的，困在受虐關係中的人經常會說：「我的愛人偷走了我的靈魂。」

因為英文沒有更恰當的用詞，所以我用「小偷」（thief）來形容偷取靈魂的人。但我這樣說時，並不帶任何批評或責備之意。靈魂的偷竊往往是無知的結果，而非刻意造成的傷害。靈魂小偷是個多數人難以理解的概念。為什麼有人會犯下相當於人類世界竊盜罪的行為？這該做何解釋？我們如何才能帶著同理的角度來看待偷竊靈魂的議題？

多數靈魂偷竊案例中的小偷，也曾是靈魂偷竊的受害者。透過現代心理學，我們發現施虐者通常也曾經遭受虐待。同樣的，靈魂偷竊也會代代相傳；因此，為靈魂遭竊的人進行靈魂復原術，或許也可以斷除家族的業力。將靈魂碎片找回來，並且教育個案有關靈魂偷竊及靈魂失落的概念，可預防這種行為繼續傳遞給未來世代。

但為何要偷竊他人的靈魂？答案是力量。小偷可能羨慕當事人的力量，試圖取得這股力量供自己使用，並掌控受害者。這很可悲，但往往當一個人感到毫無力量，在面對無力感時的應對方式，就是採取掌控的態度。例如，如果一個父親因為無法在自己的生命中創造出完整而感到無力時，他可能會進而強暴或毆打年幼無力反抗的孩子或妻子。他透過這種方式，表達了：「我比你更有力量。」然而，他創造的是自我感的假象。

社會中多數人對「力量」一詞的理解是對他人的「掌控力」。這兩個詞似乎彼此關聯。由於人們多半對於個人力量的意義毫無概念，因此我多數的個案，尤其是女性，完全不懂得如何避免將自己的個人力量送給另一個人。不理解力量的意義，也和靈魂偷竊同時發生。一個願意將自己個人力量送給他人的人，容易遭受靈魂小偷的侵害。兒童通常不知道該如何保護自己的身體，因此特別容易遭人偷走靈魂。

偷竊靈魂的另一個原因，是誤信一個人的生命精髓、生命原力和力量能為他人所用。譬如，我服務的一名女性在三個月大時被母親偷走了靈魂。她的母親看見嬰兒身上的光芒和能量，覺得如果自己能有這孩子的某部分，就能重建自己的生命力。我常常看到一種模式，如果個案的靈魂早年曾被偷走，他們小時候大多經常生病。他們喪失了部分的生命力，因此缺乏對抗疾病的力量或意志。靈魂復原後，經常可以看見個案說出一長串童年時的疾病。

同樣的場景反覆出現在我的旅程中。為了在面對父母的心靈抗爭中保護自己，孩童放棄了自己的意志。我看見放棄意志的孩子，駝背、蜷縮、消沉。早年經歷過靈魂偷竊後的效應，也會在個案成年後以類似的方式顯現。他們往往在生命經驗中變得非常保護自己的能量與生命力，看起來像是「縮著頭」。彷彿他們需要藏匿自己的「光芒」或生命力，才不會有人又把它偷走了。我發現這類型個案常見的主要訴求是生命中缺乏希望與意志。

認為我們可以為了自身利益，而使用他人的光芒、力量、能量或生命精髓的信念，是個誤解。你確實可以映照出另一個人的光芒與力量，但你無法將它變成自身力量的來源。每個人都必須從自己內在找尋自身力量的來源。

找回安琪拉的光芒

安琪拉來找我進行靈魂復原術時，說自己很孤僻。她覺得無法在世界上站穩腳跟，或藉由展現自己的才能向前進展。她也覺得自己有遺棄的議題要處理。我從她的過去得知她四歲時曾因肺炎住院。根據安琪拉對心理學的認識，她懷疑自己從那時便有被遺棄的感覺。她認為與父母的分離必定讓她覺得被遺棄又害怕。

我展開旅程，從我的樹幹往下進入隧道，抵達下部世界，進入我的力量動物所在的松林裡。我向祂描述了安琪拉，詢問有關於她的訊息，或者我可以如何幫助她。

我們一起在時空中移動，來到中部世界。眼前是一棟有白色圍籬的白色房屋。我們開啟柵門，穿越前門，在客廳裡走動，這裡堆滿了東西。走過客廳時，我聞到烤箱裡正烤著甜點。這是個陽光普照的美麗午後，明亮光線從窗戶灑落。

我順著香氣來到廚房，力量動物就走在我身旁。從一般的眼光看來，我看見的廚房場景顯現的是母女愉快的連結。約三、四歲的安琪拉，穿著綠色洋裝，一頭金色捲髮，正坐在地上玩著玩具熊。安琪拉的媽媽充滿著愛在攪拌餅乾麵糰。但以「力眼」來看，可以見到一場心靈抗爭正在上演。安琪拉的媽媽被煮飯、打掃、撫養孩子的沉悶家事累壞了，非常鬱悶疲倦。反之，安琪拉充滿了生命力、能量和堅強的意志。

安琪拉頑固的對抗母親要將心靈綑繩束縛在她身上，以取得孩子的能量為自己所用的企圖。她很愛母親，但在潛意識知道母親想取得她的生命力或生命的光。她努力對抗母親，但最終還是無法承受。大人的心靈渴求過於強烈，使這孩子無力抵抗。

安琪拉的心靈崩解，讓母親得到她的靈魂。這在尋常的眼光中，廚房的一切似乎毫無改變。但能看見隱匿事件的人，會看見此時的安琪拉已經改變了：她的生命精髓被奪走了。這個事件後不久，安琪拉就罹患肺炎，住院求生。

我站在廚房觀察這一切發生。我走向安琪拉的母親。她是個好女人，看起來就像一個典型的母親。她愛安琪拉，並不像我有時遇見的其他父母那樣，她並不嫉妒女兒，只是生活令她精疲力竭。

我對她說：「安琪拉需要取回她的靈魂。」她抬頭看著我，一臉訝異；她被逮到了。我繼續說：「只要妳繼續掌握她的靈魂，安琪拉就無法擁有健康、有生產力的人生。如果妳真的愛安琪拉，請把靈魂還給她。」

她開始哭泣，用髒汙的圍裙擦乾眼淚。她說：「對不起。妳當然可以把她帶回去。」她將安琪拉的靈魂給了我，而我也以一顆美麗的金球回報她，這立即讓她變得明亮無比。以光的本質交換光的本質。

⋯⋯⋯⋯

我帶著安琪拉的靈魂回到尋常世界，吹入她的體內，然後歡迎她回家。我們談論了這場經驗。我在旅程中看見的是，她在三、四歲時失去靈魂碎片之後，開始內縮，變得自我保護，如此才沒有人能偷走她僅存的光芒。因此，她把向世界展現自我、展現才華和光芒，與有人想要從她身上偷取它們聯想在一起。我向安琪拉解釋，如今她已經長大，不再需要透過隱藏自己來保護自己了；她可以成為她想成為的人。如果她覺得某個人的臨在使她感到疲憊，她可以觀想自己被白光包圍著，或者將自己「放在」能保護她的藍蛋之中。*

另一個安琪拉能自我保護、守住能量與光芒的方式，是召喚她的力量動物到身邊。她決定學習如何自己進行旅程。當她從隧道進入下部世界時，遇見一隻白色的母熊，對她說她會跟在安琪拉身邊。白熊鼓勵安琪拉做自己，敞開自己，使光芒與力量能夠散發出來。現在她擁有能安全發光所需的工具了。

安琪拉覺得她現在需要滋養四歲的自己，讓她明白她不會再被拋棄，可以做自己。儘管她現在感到輕盈而開闊，一想起多年來她多麼用力保護自己，不禁放聲哭泣。現在安琪拉可以在身體裡深呼吸，而不會又收縮到那個恐懼的空間裡；這使她感到自由，但同時又覺得不堪重負。

完成靈魂復原當晚，安琪拉打電話給我，她覺得很不安穩，說體內正在經驗的感覺很不舒

---

* 作者注：後者是多年前我在舊金山灣區的聚會中遇見的一位丘馬什（Chumash）藥女教我的技巧。我們在聚會中討論各種保護自己不受他人能量影響的方式。這位藥女與我們分享，她觀想自己變成一顆藍蛋的技巧。我親自嘗試過，多年來，一旦我感覺到有外來能量試圖進入我的能量場時，這個方法一直很管用。

服。她體內的能量太多了。我問她是否覺得有種刺痛感，她說正是那種感覺。我對她解釋這是常見的經驗。多年來，她因為恐懼而收縮著，從未讓能量流經身體。為了保護自己，她將感覺阻擋在外，切斷與生命力的連結。

現在她敞開自己了，生命動能將在身體裡搏動川流。她說這是種彷彿神經系統著火般的刺痛。我告訴她我覺得這是很好的徵兆，分享在面對這些感覺時，我自己使用、也用在他人身上屢試不爽的方法。多年前有一回我身上有太多能量流竄時，我自己發現了這個方法。我告訴她只要對自己說出以下這段話：「我要與我的更高意識連結。請求更高意識只讓此時此刻我的身體能承受的能量進入。」這個技巧在幾分鐘內就在安琪拉身上發揮作用了。

有時候，我們得視自己阻塞的程度，適度調節進入身體的能量與訊息。一個人能承受多少能量要視他的狀況而定，而這往往又與飲食和身體練習有關。安琪拉每週都會讓多一點活著的感覺流經身體。這些感覺不再讓她感到招架不住，她也學會如何調節它們。她開始喜歡體驗地球的原始力量。

靈魂小偷與靈魂失落

靈魂還會在哪些情況被偷呢？當離婚或分手不是相互對等的關係時，悲慟欲絕的情人可能會為了試圖保持連結，取走舊情人的靈魂碎片。但這樣做對另一個人造成的影響是，對方的生命原力被人汲取，因而感到無力，侵害了他在生命中創造出具有新滋養環境的能力。對雙方來說，與舊情人之間仍存有連結或羈絆，也缺乏了創造新選項的自由。

當一個人死亡時，生者可能會因獨留於世而感到孤單。同樣的情況也在這裡會發生，亡者可能會將生者的生命精髓一起帶走。這類型靈魂失落的效應和被前情人偷了靈魂的情況一樣：疲憊不堪，無法創造新的、愛的關係。在某些案例中，靈魂被偷走的受害者會試圖回到亡者的身邊，因而罹患重病。這種情況的問題是，亡者為了維持與生者的關聯，無法繼續旅程，進入光之中。兩個靈魂都處在茫茫兩不是的陰陽交界處。

大衛來找我時，身體狀況奇差。他感染了人類皰疹病毒第四型，還有一長串其他感染疾病。談到他自己時，他說他身體健康開始走下坡之前，他的女友蘇姍自殺了。

我進行了診斷旅程，看看這時候該如何幫助大衛。我再度旅行到下部世界，會見我的力量動物，說明旅程的目的。我的力量動物清楚對我說，大衛的靈魂被他的女友偷走了。我從旅程返回，和平常一樣為靈魂復原做準備，讓大衛和我自己都準備好。

鼓聲開始後，我清楚說出，我在尋找大衛的靈魂碎片，請這時候對大衛有幫助的靈魂碎片回來。這個意圖將我拉到非尋常世界的中部世界。我站在一座很像東岸森林的樹林中，周圍都是落葉凋零的橡樹。地面上覆滿一堆堆落葉，有些仍保有初秋時的紅、橘、黃，有些已經轉成棕色，我的雙腳走在一地落葉上，製造出許多碎裂的聲音。我所製造的噪音使我的出現一點也不低調。空氣非常乾淨清新，我深吸了一口氣。仰天望去，空中白雲片片，但背景仍然湛藍。我熱愛秋天，開始在四周的美景中迷失了自己。

我覆誦了我的意圖，重新聚焦。走著走著來到一棵樹前，看見大衛被繩子綁在樹幹。他看起來很悲涼，精神潰散。他低著頭，靈魂顯得毫無生氣。我不喜歡這樣的場景，而我的太陽神經叢深處感到危險。我在非尋常世界中大聲叫喚我的力量動物，請祂前來幫助我。我一開口，祂就出現了。祂及時到來！有個女人突然從樹後躲藏的地方跳出來，對我大吼，張牙舞爪的撲向我的臉龐。力量動物站到我的前方，在我們四周設立一道她無法穿越的力場。她不斷對著力場大吼，又一再被拋回落葉堆。最後，在她精疲力竭時，我們小心放下力場，走近她身邊。她湧出淚水，開始嗚咽。她正是蘇姍。

「妳知道妳已經死了嗎？」我問道。她說知道。接著我對她說：「我可以幫助妳前往舒適的地方，如果妳願意跟我走的話。不過妳必須釋放大衛的靈魂，否則妳無法離開。」

「絕不。」她很堅持。

我對自己說道，這差事不容易啊！我望向我的力量動物尋求指引。祂說：「繼續對她說。」

「因為妳囚禁了他的靈魂，尋常世界中的大衛正在逐漸死亡。」

「好極了。」她回答：「我就是要他死去，這樣他就能在這裡陪我。我要他永遠和我在一起。」

偷竊靈魂是很難應付的事情。儘管我內心的憤怒和挫折越來越高漲，快要難以忍受了，但我不能傷害蘇姍。我將手深入口袋中，拿出一顆水晶遞給她。她非常喜歡閃亮的光芒，水晶的光芒開始穿透她，在她周圍旋轉。她顯然正在吸收所有的光。

「我可以帶妳去到永遠充滿光芒的地方，在那裡妳會得到很好的照顧。」

她問：「我如何去到那裡？」

「把大衛的靈魂還回來，我會帶妳去那裡。」蘇姍看著水晶，又看著大衛，又看著我。幾秒鐘宛如幾小時，終於，她同意釋放大衛。

我把大衛從樹上解下來，他滑落在地，動也不動的躺著，呼吸很淺。我將他留在那裡給我的力量動物照顧。

我用手臂勾著蘇姍的手臂，往上飄浮。我們一直往上移動，離開這個地方，在太空中旅行，周圍都是天體與星星。突然間，我們遇見一層膜，突破這層膜之後，我們上升的速度加快了，穿越一層又一層雲層。遠方出現明亮到令人無法睜開眼睛的光芒。我知道我不能再前進了。「蘇姍，去到光中。」這時我把她往上推，看著她消失在包容萬有的金色光芒中。

我沿著來時路，回到大衛待的地方。他的情況很危急，我並不想將這個靈魂碎片帶給在尋常世界中等待的大衛。

最後一頭老虎出現在我面前，讓我看見祂四次，我明白這是祂自願要幫助大衛的徵兆。老虎走到大衛靈魂旁，為他注入能量與生命。我問大衛是否準備好要回家了。他點頭，然後騎到老虎的背上。我向我的力量動物謝謝祂的協助。

大衛的靈魂和老虎跟著我回到尋常世界。我將他們抱在懷裡，吹入大衛的心臟和頭頂。在大衛周圍搖沙鈴封住後，歡迎他回家，將我的故事說給他聽。

我對大衛解釋，他的情人偷走了他的靈魂。她在選擇自殺後，不想要獨自一人，沒有他。當人們死亡時，如果還握著某人的靈魂，就無法朝光走去。這會導致兩人都困在中部世界。

大衛的靈魂碎片被吹回身體裡的經驗，為他帶來相當大的能量衝擊。他很想離開會談室，去戶外到處跑，雙眼變得非常明亮。每次個案的靈魂復原後，總讓我感到神奇的是他們的眼睛變得如此明亮。我有個醫生朋友解釋，這種現象是體內釋出腦內啡的結果。他的靈魂碎片回到身上後，大衛逐漸恢復體能與生命力。幾個月後，他疲憊和發炎的症狀都消失了，也持續享有健康的身體。

大衛的故事是靈魂遭竊導致患病的案例之一。但並非每個個案都只有這個肇因，薩滿通常需要繼續進行療癒工作。

找回被偷走的靈魂

找回被偷走的靈魂是相當複雜的工作。通常靈魂小偷相信自己需要倚賴另一個人的生命原力才能生存。他們大都不願意歸還靈魂碎片，或者仍相當依附著當事人，因此緊握著靈魂碎片不放。然而，在薩滿實務工作中，一位薩滿必須依循宇宙的和諧而行，意思是不能傷害偷走他人靈魂的人。如今我已教導數百人如何找回靈魂。在我們的旅程中，靈性存有最常展現兩種找回遭竊靈魂的方式。

第一個方法是跟小偷講道理，解釋偷竊的舉動和行為對另一個人造成了傷害。我們常以禮物交換，請他們釋放靈魂。常見的禮物似乎是金色光球。有時，薩滿實踐者會為小偷找回力量動物，也就是能為人提供能量與力量來源的守護靈。這些技巧通常能夠順利使小偷釋放受困的靈魂碎片。

從薩滿的角度來看小偷時，會明白這個人其實也處在靈魂失落的狀態。因此，應對這種問題時，很有效的方式是為小偷進行靈魂復原術。一旦小偷擁有了個人的力量與生命力，就不再需要使用他人的。

另一種讓小偷釋放靈魂的方式是耍詐。例如，我的力量動物會分散小偷的注意力，讓我可以趁機抓回靈魂碎片。這是在面對靈魂小偷時，最讓我內心感到掙扎的地方。我要做到什麼程度去從小偷身上取回靈魂碎片？在薩滿工作中，我不能殲滅或傷害靈魂小偷。因果關係對薩滿一樣適用。如果我在非尋常世界裡傷害了小偷的靈魂，同樣的舉動可能會反彈到我身上。

但薩滿使用詐術來應付靈魂小偷是常見的作法。基本上，這意味著從小偷身上偷回靈魂。一方面，我們可以說小偷被耍詐是應得的，因為他們先偷了別人的東西。但另一方面，我因為明白小偷也面臨靈魂失落問題，所以動了惻隱之心。

我在一堂訓練工作坊談到這個議題。有個學生打斷我的話，她認為我陷入心理陷阱中，不論患者或小偷的感覺如何，薩滿應該盡一切可能將靈魂取回。她的論點不無道理，但我相信我們必須持續更新古老技術，來適應人類進化的新情勢。人類意識在持續不斷變化中。數百年前對西伯利亞患者心靈有效的作法，不一定適用於我們現在的文化。因此，我總會試圖為靈魂小偷進行療癒，不論我用的是詐術、愛或協商，使他們願意將靈魂釋放給我。

我有個個案瑪麗，正經歷痛苦的離婚。我進行旅程為她的問題作診斷時，看見她與離異的丈夫正陷入一場拉扯戰。他們拉的是一道代表瑪麗靈魂的光。我在非尋常世界對瑪麗喊著讓她放手。她放了手，於是她的丈夫用力往後飛倒，手鬆開了那道光。我的力量動物立刻跑去抓回那道光，和我們一起跑走，把光還給瑪麗。然後我又回到瑪麗丈夫身旁，給他一份禮物。

許多個案聽見有人偷走自己的靈魂，展現的是對小偷的關切，而非心生怨懟。我會告訴個案，小偷已經得到一份禮物或療癒，請他們安心；如果可能的話，我也會請當事人進行旅程到小偷所在之處，解決他們之間的未竟之事。這種作法的好處是雙方都得到自己所需，能夠繼續以清晰、有力量的方式，走在各自的生命道途或靈魂旅程之中。

靈魂小偷與愛

許多人都會帶走我們認識的某個人的靈魂碎片，藉以與對方保持連結。在這方面，我們必須發揮自己的慈悲心，找到其他較不具破壞力的方式，來感覺對他人的愛與連結。在我的工作坊中，經常有學生跟我說：「天啊，我握有情人的靈魂碎片，該怎麼辦？」我們都必須找到方式釋放那些靈魂碎片，使他人得以在不被拴在我們身上的狀態下愛我們。第十一章有關於解決這個議題的提議。我深信，當我們在自己身上看見這些行為時，其實是一份禮物而非詛咒。無論是有意識或無意識的舉動，只要有所覺察，就能改變它們。

在訓練工作坊中經常出現的爭議，是沒有非自願受害者的概念，或者用俗諺來說：「一個銅板敲不響。」我深信這確實如此。那麼一個人為何會願意成為靈魂小偷的受害者？可能性很多，兩者之間的關係動力往往相當複雜。

孩子們的心靈防衛機制可能不夠堅強，還無法在心靈抗爭上對抗強勢的手足或父母等家庭成員，或在抗爭下疲憊不堪因而交出靈魂碎片以求生存。對某些孩子來說，交出靈魂碎片是試圖用來獲得或體驗家人的愛——以靈魂碎片交換愛。當孩子無法透過其他方式得到愛時，可能會退而以這種受虐性的賄賂來獲得愛。

這也會發生在成人身上，不論是愛情、友情，乃至專業上的關係。他們似乎在說：「這是我的靈魂碎片，我的本質、我的生命原動力、我的力量，交給你了。現在你願意愛我了嗎？現在你需要我了嗎？現在你認同我了嗎？」若是安全感不足，缺乏堅定的自我感，往往無法明白我們不需要出賣自己的靈魂，也有其他方法能擁有某人的愛與認同。一個人一旦有一塊靈魂碎片被取走後，抗拒靈魂再度被取走的防衛力就會削弱了，因此陷入將靈魂碎片送給小偷的模式，而不是學會使用心靈上的防衛技巧。以這種方式建立關係，造成了社會上一個重大的問題——共依存症

（codependency）。

靈魂偷竊的另一面，是真心自願將自己的靈魂碎片送給另一人。例如，當心愛的人死亡時，留下來那個人的靈魂可能在悲痛與愛中，試圖與亡者在一起。又或許，在一段關係中，一個伴侶可能將自己的靈魂碎片送給愛人，以避免失去連結。在處理哀傷與失去的議題時，我常見到個案的靈魂碎片仍與亡者同在。

我有一個個案是一名離婚的婦人，蘿拉，她無法接受婚姻破碎的事實。我在為蘿拉進行靈魂復原術時，看見自己在中部世界旅行，發現蘿拉的靈魂碎片仍與前夫在一起，因為她很想念他。我找到她的靈魂碎片與前夫坐在他們過去共有的家裡。我向他們解釋蘿拉離婚後的狀態後，靈魂碎片同意返回，使蘿拉能再度感到完整，繼續發展人生。蘿拉告訴我，在靈魂復原之前，她感到很空洞，彷彿內在有個大洞；當我將靈魂碎片吹回她體內時，她真的感到被自己的生命精髓充滿了。事後，蘿拉開始感到個人的力量，也就是能在生命中產生的能量與能力。

我們進行靈魂復原術的目標，是使人們能充滿自身的生命精髓，如此一來，他們才有能量以有意義的方式創造生命。取走他人的靈魂或將自己的靈魂送人，都無法在自己人生道路上保持清明。

共依存症是今日常見的議題。我的工作坊中充滿了努力想擺脫共依存關係與模式的人們。我相信共依存症是靈魂失落的另一種說詞。想拯救另一人或在虐待模式中形成同謀關係，等於將自己的靈魂送出，試圖抓緊一段關係。這種作法導致結果成為麻木又不快樂的人。

在《療癒束縛你的羞愧感》一書中，約翰・布雷蕭寫道：「共依存症是一個人缺乏內在生命的狀態。快樂只存在於表面。」他使用「有毒的羞愧感」（toxic shame）來形容，認為這等同「靈性喪失」（spiritual bankruptcy），從而將有毒的羞愧感視為靈性問題。他又說這造成了自己與自己之間的疏離，使自己「他人化」（otherated）。[1]我們轉而藉由外在資源來填補內在空虛。共依存的問題經常發生在上癮或虐待問題的家庭或關係中。布雷蕭注意到：

我們社會有很高的上癮問題。我們有六千萬名性侵害的受害者。可能有七千五百萬人有嚴重的酗酒問題，還有多少人有其他藥物問題根本無從得知。我們不知道非法藥頭數十億美元的地下交易對經濟的實質影響為何。超過一千五百萬個家庭有暴力問題。約百分之六十的女性和百分之五十的男性有飲食失調問題。我們沒有關於工作上癮或性上癮的實際數據。我最近看見一段話，引述有一千三百萬人賭博上癮。如果有毒的羞愧感是導致上癮的燃料，那麼我們的社會有非常嚴重的羞愧問題。[2]

我把布雷蕭所說的「有毒的羞愧感」定義為靈魂失落。我的經驗顯示，尤其是在有虐待或上癮問題的家庭及關係中，靈魂偷竊率高得驚人。這些失能的體系會使學習而來的共依存行為代代相傳。我相信靈魂復原術可以對諮商中的伴侶和家庭帶來許多應用之處，但由於靈魂偷竊率這麼高，我們這些薩滿實踐者在找回這些遭竊靈魂時，面臨的任務相當艱鉅。

前往亡靈之地

在〈附錄A〉中，我從薩滿的觀點探討了疾病；疾病，甚至是死亡，也會導致靈魂失落。偶爾，個案的靈魂是遭到心懷不軌的靈性存有，甚至是亡者的偷竊，而且經常會被帶到亡靈之地。這種情況發生時，個案看似已經死亡，但能被薩滿治癒，薩滿的靈魂要冒著極大風險進入亡靈之地，去找回個案的靈魂。根據艾克．霍特昆茲的研究，薩滿故事也包括了薩滿與其他世界的居民為了爭奪失落的靈魂而進行交戰。要在亡靈之地找回靈魂的薩滿必須非常強而有力、技術精熟。

在因靈魂失落而患病的案例中，治癒患者的是有非凡能力的藥師，即薩滿。診斷會假定患者的靈魂（通常是自由靈魂）是自願、還是被迫離開身體。有時靈魂可能在自然環境中遊蕩；有時則可能是惡意的靈性存有，特別是亡靈，帶走了靈魂。在這類案例中，薩滿會決定要派遣自己的靈魂或他其中一位守護靈（這較少發生），去找回逃脫的靈魂。亡靈也可能帶著靈魂跨越邊界，進入亡靈之地，發生這種情況時，患者會死亡。在這種情況下「離去」的人，據說在生者眼中看起來像是死去一樣，但技術高超的薩滿能使之起死回生。這時，薩滿的目的是進入亡靈之地，冒著被抓到的危險，不顧亡靈的對抗，將靈魂帶回來。各地的薩滿故事都描述了薩滿與其他世界存有的生死交戰，以及在回程中被亡靈追趕。[3]

十一年前，我剛開始薩滿旅程工作時，對亡靈之地很著迷。我的力量動物拒絕帶我去；祂說我還沒準備好。另一位靈性幫手解釋說，亡靈之地的入口有守衛站崗，我得學會騙過它們才能進入。我被告知，我的問題在於心臟，這是我的弱點。因為我的心「太弱」，我會立即被發現、被殺掉。

接下來的兩年間，我為前往亡靈之地做了準備。我有一位靈性幫手是美麗的森林女神，她身穿一襲藍衫，有著一頭金色長髮，幫助我修復我的心。她和《綠野仙蹤》裡的南方好女巫有一樣的品質。她花了兩年時間為我的心進行療癒，直到我的心換成一顆純金的心為止。這兩年間，我的三位守護靈教導我如何在非尋常世界中潛行，如何讓自己隱形，並且在必要時，知道如何戰鬥。最終，在兩年後，我收到一件酒紅色斗篷，讓我可以在前往亡靈之地的旅程穿上。多年後，我發現這些準備非常重要，因為有時我真的必須前往這個傳說中的領域去找回失落的靈魂。

黛安娜來找我進行靈魂復原術。身為亂倫倖存者的她，帶著這個經驗產生的哀傷與憤怒，她完全無法處理這個問題。黛安娜在十幾歲時遭到表哥強暴。她毫無自我感，「力量」一詞令她害怕不已。

我進入下部世界後，來到河岸邊，有一艘船等著我。船邊站著一位會陪伴我前往亡靈之地的守護靈；祂是一具骷髏。

我穿上斗篷，上了船，船上是一隊骷髏軍幫手，祂們會將船划過黑暗渾濁的水域，前往我要尋找的小島。我們全然無聲的在濃霧中前進。我坐在船上，盡力使自己保持安靜，因為我若要平安的在亡靈之地穿梭，必須具有亡靈的模樣。我需要隱藏我的光芒，使我的皮膚變得灰暗，低著頭，壓抑所有生命功能。划過一組巨大的胸骨，我知道我們就要到了。

船抵岸後，骷髏和祂的軍隊會在這裡等我。我低著頭，駝著身體，開始朝大門拖著腳步前進，經過守衛，進入亡靈之地。周圍都是高大的岩牆。所有岩石上都有骨頭四散。這個地方的中央有許多其他存有拖著腳步、繞著圓、全都自顧自的、全都很沉重憂愁、失落在全然的無時間感中。這裡沒有成長或希望，只有無聲的步伐。我也跟著緩慢踱步了好一段時間，開始感到疲憊席捲而來。我的生命原力被壓抑太久了，我開始喪失活下去的意志力。我知道我的動作要快，否則我會喪失自己。力量動物無法來這裡幫助我。我獨自一人，必須運作自己的力量。

我仍然低著頭，盡可能移動視線。唯一能幫助我在這群灰色、毫無生氣的臉龐中認出黛安娜的，是我的意圖。我的注意力來到一名青少女身上，她也和所有人一樣面無表情。我拖著腳步朝她走去，開始在她的身邊踱步。「妳是黛安娜嗎？」我以非常緩慢的速度說出這些字，因為我已經完全沒有力氣了，說話變得口齒不清。她點了頭。我牽起她的手，用斗篷包住她。我得到的這件斗篷能將我們兩人隱形。只要我能繼續壓抑我的光，我們就可以溜出大門不被發現。唯一會將我洩漏出去的是我的光。

我拉著無法自行加快速度的黛安娜，加緊腳步，直到我們安全通過死亡之門後，我跪倒在地，用力深呼吸，吸進生命，讓氧氣充滿我的細胞，觀想我的光。我感謝靈性存有給我生命，然後牽著黛安娜的手，回到等待我們的船邊。從未開口說話的骷髏對我點了頭，我們上船展開回家的漫長旅程。

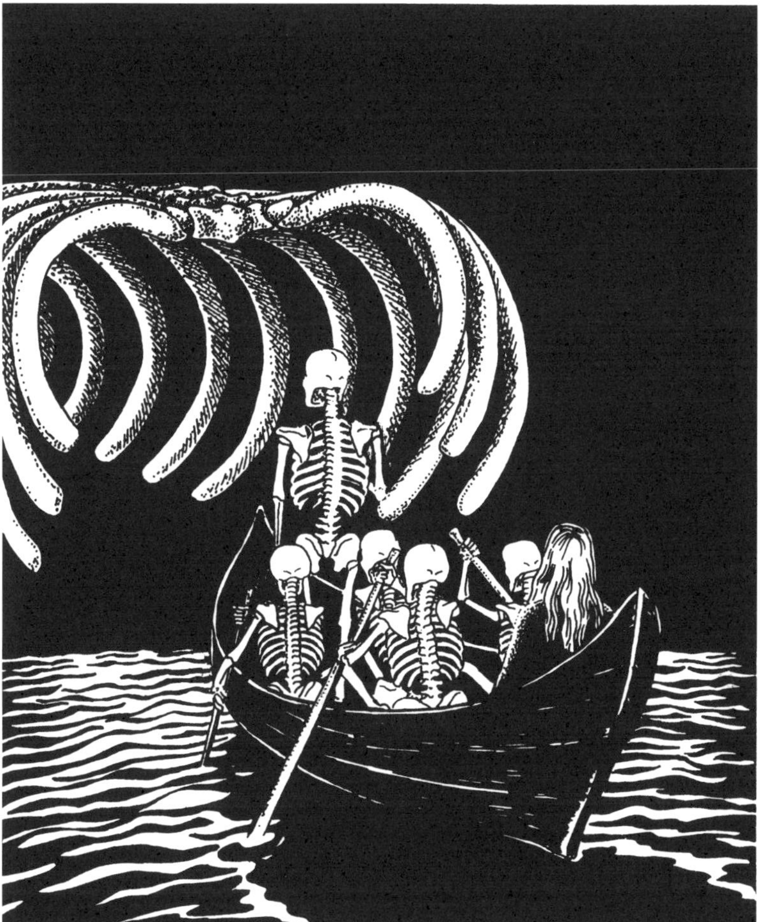

前往亡靈之地

我帶著黛安娜下船後，揮手與我的守護靈和祂的軍團道別。我們開始行走，我拖著黛安娜的靈魂來到我的力量之地。我坐在湖畔，看著我在水中的倒影。我的力量動物現身，坐在我與黛安娜身旁。祂突然把我推進水中，冷水的刺激將我喚醒。我游到瀑布下讓水瀑沖刷，洗去我的經驗。

我游回力量動物與黛安娜坐著的地方。力量動物給黛安娜喝下某種藥水，她再度充滿了生命。我的力量動物解釋，黛安娜的表哥懷恨在心，他也遭受過虐待。他將自己的憤怒、挫折和無力感加在黛安娜身上，利用強暴和掌控她的想法，來面對自己的問題。他帶走黛安娜的靈魂，當他發現她對他沒用時，就把她丟棄到亡靈之地。

我問黛安娜是否準備好要回家了。黛安娜感謝我將她從這個沒有時間、沒有生命、沒有感覺的地方解救出來。

因為我相當疲憊，所以返回尋常世界的旅程似乎比較艱難，但能回到家，我也鬆了一口氣。我從眾多守護靈所教導的一切，早已學會不可輕忽亡靈之地。黛安娜和我從隧道跑回到尋常世界中，我將靈魂碎片吹入耐心躺在我身旁的黛安娜體內。

黛安娜坐起身，眼睛張開時，睜得好大，強烈的目光盯著我。那目光強烈到使我有點受驚，我得讓自己歸於中心。我問黛安娜感覺如何。她開口說話前，先深吸了一口氣，接著全身一陣顫抖。她停下來後，繼續凝視著我。最後，她終於宣布她很好，但覺得「怪怪的」。她開始將目光從我身上移開，慢慢掃過房間。她動了動腳趾頭，搓了搓雙手。感覺跟我一起在房裡的彷彿是另一個人。

我再度詢問她現在的經歷是什麼。她說：「我感覺自己非常強壯。我感覺得到我的身體。我有身體的感知了。」麻木了這麼久，會使人忘記有感覺是什麼感覺。黛安娜花了幾分鐘適應回到身體的感覺後，我們才開始談論旅程內容。她此刻感覺到的力氣，相較於她日後將體驗到的，只是個淺嚐。

黛安娜花了幾星期適應自青少女時就離開她的力量與力氣。這個青少女現在有很多事情要學習。黛安娜發現自己改變了飲食。她覺得需要吃「活食」——綠色、新鮮、有生命的食物。改變飲食後，她也戒菸、戒酒。如今她在靈性道途上追求的是擁有力量，並朝認識力量正確用法的方向發展。

在靈魂偷竊裡，小偷要處理的是支配的概念。支配是無法與宇宙和諧共處的。如果想處在宇宙之流中，就必須瞭解與自然各種力量共處的概念，而不是去支配它們。真正的力量具有轉化力，能夠轉化任何能量。我們能運用真正的力量來轉化任何疾病的負面能量。最終，透過真實的力量，我們能學會如何轉化地球上、水中、空氣裡發生的所有疾病。最終，透過真實的力量，我們將學會如何將痛苦轉化為喜悅。

引導練習——

以下的練習可以幫助你回想起你自己的光芒。找一張你嬰兒時的照片。花一點時間坐下，看著照片。閉上眼睛，做幾次深呼吸，使自己回歸到中心。睜開眼睛，注視著照片裡的那雙眼睛。看見其中的光芒，想起真實的自己是誰。那個光芒就是你，除非你做了不同的選擇，否則沒有人能將你的光芒帶走。

第三部

歡迎回家：從完整中獲得療癒

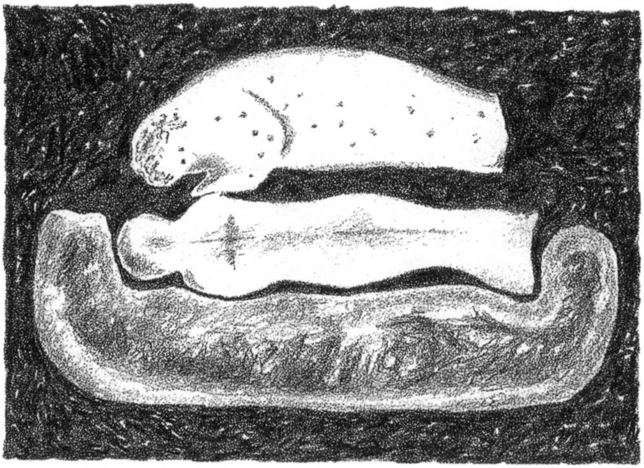
靈魂碎片返回

小女孩來到你面前，
謹慎，小心翼翼，
她敢再一次信任嗎？

她乘著黑暗的翅膀，綁著粉紅色緞帶，
她想擁有漂亮的東西、冰淇淋，
還有你心中的一個位置。

她細語呢喃，要你傾聽。
她既脆弱又堅強，就像馬利筋的種子，
飄浮，尋找著可以著陸的地方。

你若滋養她，她將成長，
為你帶來蝴蝶作為禮物。

——艾倫·傑夫·畢茲

第八章　靈魂復原的效果

所有疾病都是思鄉病。

——黛安．康諾利（Dianne Connelly）

解釋靈魂復原術時，最難說明的部分是效果。由於結果有太多可能性，因此完全不可能預測當事人會發生什麼事。每個人都是獨一無二的，心靈有屬於自己的方式和時機來面對浮現出來的議題。靈魂復原術的效果不論是短期或長期，都有無限大的可能性。

在靈魂復原後不久，人們會說覺得「更臨在」或「充滿了」。有些人會覺得「變得更大」或「更輕盈」。許多人發現感官甦醒了，色彩變得更明亮。他們能聽得更清楚，嗅覺也更敏銳——更「在自己的身體裡面」。來的時候生病或精疲力竭的人，事後常立即感到更有能量、力量與力氣。

這些改變可能使人迷惘好幾天，這事實上是個正面的反應。當一個人「離開」自己的身體三、四十年後，突然「在家」了，一切都會感覺有些不同。就好像多年來身體都向一邊傾斜，突然間被扶正了一樣。隨之，這個人會以相當不同的方式體驗世界。

我自己在靈魂復原後，對自己的迷惘感到非常訝異。我完成後得立刻開車，將為我進行靈魂復原術的克莉絲汀娜送往六十五英里外的機場。我坐上廂型車的駕駛座後，雙手放在方向盤上，踩了油門。我搞不懂為什麼車子不會動。我拿起某種閃閃發亮的東西（一串鑰匙），盯著它們看，試圖弄清楚該拿這些東西怎麼辦。到機場的旅程自然也是一場冒險之旅。

我建議你進行以下的練習。

引導練習——

掃描你現在所處的房間，找到某個吸引你注意的物件。走到那個物件前，正對著它坐下。閉上雙眼，做幾次深呼吸，使自己歸於中心。現在睜開眼睛，將注意力完全集中在那個物件上兩分鐘。看見它的每一細節，研究它的顏色，觀察它的質地，專注，保持覺察。現在離開這個物件，看著四周。將你的覺知帶到當下，專注於該物件上，能全然將你帶到身體之內一段時間。當你看著周遭時，注意到你處在提高覺知的狀態之下，是否以不同的方式感知周遭事物。

有時在靈魂復原後，人會感到頭昏眼花，又或者被靈魂復原的經驗與訊息感動得淚流滿面。

當創傷的記憶湧現時，經常令人淚水盈眶。我們必須記得，這部分的靈魂碎片因為帶著創傷的記憶離開，所以靈魂復原後，記憶也會隨之重返；這些記憶可能立即湧現，也可能在幾週後出現。有些人在靈魂復原後毫無感覺。這樣的人或許會說：「我覺得比較平靜。」謝謝我的努力，祝我順利之後就離開了。

我承認，當我說出「歡迎回家」後，在等待個案睜開雙眼看著我的眼睛時，我感覺自己充滿了焦慮與期待，幾秒鐘彷彿好幾分鐘之久。他們的反應會是如何？有時候他們強烈的目光令我震驚害怕。有時他們眼神中的溫柔幾乎使我融化。經常發生的是，看著我的是剛返家的淘氣孩子的神情。這會喚起我自己內在那個淘氣的孩子，讓我也想笑出來。個案帶著好奇心環顧四周的模樣，使我對這份工作時滿心歡喜。有些人像是從漫長的沉睡中甦醒。有些人則像是在夜晚爬上床躲到被窩裡，先扭動一番讓自己舒服溫暖，然後發出「啊！」的嘆息。

有時個案對靈魂復原的效果很訝異，當他的某一個靈魂碎片返回後，會在情緒上產生反彈。我為裘進行靈魂復原後，為她帶回四歲時離開的靈魂碎片，當時她媽媽不准她爬上後院的樹；小小裘非常憤怒，她那部分頑固的靈魂離開了，生氣自己被限制不能爬樹。

成年的裘迫不及待想要找回靈魂碎片。她知道與母親的關係很難維持，但不記得其中的細節。我在歡迎裘回家後，回報了爬樹事件，她大笑了出來。對四歲的裘來說這是天大的事件，在當時是多麼大的創傷，對於現在這個已被拒絕了無數次的四十歲女人來說，卻是如此微不足道。

靈魂復原的效果往往會令人吃驚，個案會從成人角度而非兒童觀點重新體驗事件本身。常見的是事件本身對大人來說似乎不具創傷，但對孩童來說，卻是一場驚天動地的經驗。

我發現多數的靈魂復原效果大約會延遲兩週浮現。快樂、悲傷或憤怒等感覺似乎會隨著時間而增強。有人在靈魂復原後，可能會陷入短暫的憂鬱狀態好幾週；有時候，我們必須走過黑暗才能到達光明之處。然而如果個案是慢性憂鬱症患者，生命精髓的返回，能重新點燃他們追尋的生命火光。許多人隨著時間流逝開始感到體內的力量、力氣和臨在的感受。很多人發現夢境內容大幅改變了。有人說他們的夢變得更鮮明；不少人則說與過去創傷有關的記憶出現在夢中。以前無法記得夢境的人，現在開始記得了。

有些人說他們在靈魂復原後，相當關注死亡。由於靈魂復原是為「舊事」畫下句點，展開新的起點，這種隱喻式死亡也可以有真實的詮釋。

靈魂復原帶來的改變

靈魂復原術的效果對人們生活中造成的重大改變，總是令我讚嘆不已。許多人與我或其他薩滿實踐者進行過靈魂復原術的回饋，為我帶來許多啟發。其中有些故事將在後面的章節寫出來。我要感謝每個分享這些深刻私密經驗的人，使我們得以從中學習。

我也要強調在薩滿工作中，我們處理的是疾病的靈性面向。從薩滿的觀點來看，心理或身體上的疾病就是生活中缺少和諧。透過靈魂復原術，可以修正失調的部分，這種處置方式有時需要由其他形式的治療來互補，例如諮商、身體工作或醫療處置。

個案的回饋

稍早我提到靈魂復原術不是工作的結束，反而是工作的開始。個案與薩滿實踐者共處一、兩個小時，進行儀式。接下來當他們走出門，回到與自己獨處狀態後的經驗，又是怎樣的呢？

溫蒂描述了第一次進行靈魂復原術的經驗，那次過程找回了許多靈魂碎片。

我回到家時覺得迷迷糊糊的，感覺像是我帶客人回家了。真希望我的公寓整潔些，我怕我的靈魂碎片會不想留下來。第一晚我坐立難安，試圖和剛返回的靈魂碎片對話，看看如何才能使她們跟我一起留下來。五歲的我立刻回應了我的問題，只要求我要添加更多樂趣。她喜歡我在生命中擁有的獨立與自由。對於需要什麼才能留下的問題，二十七歲的我則沒有給予清楚的答案。

接下來幾天，我明顯發現自己的日常生活有了很大的轉變。我變得更專注，更有組織和秩序，彷彿突然有人當家，或某種力量引導著我。我覺得二十七歲的我需要被需要，她用行動回覆了我的問題。她看見她能幫助我、引導我、在我的生活中扮演積極的角色，如此她就能感到快樂。

即便在書寫的此刻，我發現還有第三個碎片從地底深處被帶回來，是個深受折磨、虐待的碎片。第一晚，當我問到如何幫助碎片留下時，得到一個非常輕柔的回答：「照顧我。」接下來幾週，我對自己格外溫柔，幾乎像是在照顧小孩一般。我花時間泡澡、更注意靜心的時間、播放輕柔的音樂、點了蠟燭，盡量不要增添壓力。我要讓二十七歲的我明白她是被愛、受歡迎、受尊重與被保護的。

距我第一次靈魂復原已將近六星期了，靈魂碎片覺得她們已經整合了；我也覺得更臨在於身體裡。我盡力接受每個靈魂碎片經歷的創傷，感謝她們的回來。

珊迪回想她做完靈魂復原術的時光：

週二晚上睡著前，我請我的小女孩留下。我請求在夢中接收到徵兆或符號，告訴我如何為她打造快樂的家。早晨醒來時我對夢境一點印象也沒有，但這一天持續展開時，腦海中出現了一幅影像——我和媽媽及姐妹們在跳繩。晚餐前，我做了放鬆的靜心冥想，並且對我的小女孩說話。我再度請她留下來。有什麼是我能做到而能讓她留在身邊的嗎？「我收到唯一的影像是小時候跳繩的模樣。我會在這場靜心冥想後跳繩，但這是要讓我學到什麼？」接著一個非常清楚的聲音在我腦海中說：「學會玩耍。」

我再度深呼吸放輕鬆，然後對第二個靈魂碎片說話。我歡迎她回家，詢問我如何讓她留下來。我讓心思靜下，幾分鐘後我聽見下雨的聲音（輕柔的春雨，雨勢雖小但持續滴落）。

我轉向第三個靈魂碎片，在歡迎她回家時，問要如何才能使她留下來。我在非常放鬆的狀態中保持了幾分鐘，我的心思特別清晰。接著一滴眼淚從眼角流到臉頰上。

我起身拿了繩子走到室外開始跳繩。自然唱起童年的歌。之後，我坐下來享受陽光的溫暖。頭枕著手，休息了一會兒。在晚餐前帶狗散步時，我清楚感到內在的輕盈，彷彿壓在胸口的東西被移開了。一切顯得非常清晰，像是在發光。

心理治療師的回應

蘇姍是丹麥的治療師，她寫了這封信給我。她在親自進行過靈魂復原術後，也將靈魂復原術推薦給多個個案。

親愛的珊卓：

強納生和我目前為止已經做了二十到二十五個靈魂復原術的個案，我要試著寫下靈魂復原工作對這些我深入協助的個案的影響。

多年來我一直和強納生一同工作，我已轉型成為較激進的治療師，我努力使個案能從與父母的關係中解脫出來。（這當然是我自己的靈魂復原後的結果，在此就不詳加描述。）我有許多治療中的個案，是由拒絕情感連結的父母撫養長大，在我看來，我們的文化中有條親子間的祕密誓約，認為父母為孩子做的一切都是出自愛。

我看見這個謊言，與我稱為「小孩」的父母個人力量中心有直接關聯。如果孩子們總是得保護父母或自己不受父母的傷害，就會將力量給了父母，而失去他們應該用來發展自己的所有力量。

小孩的資源遭他人利用的速度，比他能製造資源的速度更快。這樣的小孩很孤單，感覺上是極大的哀傷。在某些生命情境中，謊言無法掩蓋事實；這個事實一直都是真的，也就是父母無法給小孩愛與保護。這些事件導致創傷。

我帶個案回顧的就是這些創傷，他們非常害怕感覺到的，是環繞著這些創傷的混亂與空虛。在進行這項工作時，靈魂復原術是將力量帶回給小孩相當有效的好方法。我過去的治療方式，使我能夠教導個案在他們成為受害者時，使用心靈力量，轉身從情境中離開。透過靈魂復原術，我感覺到他們將力量還給失去了力量的小孩。我發現許多個案在靈魂復原後，產生憤怒的反應，在過去他們感覺到的是愧疚。許多人感到極度疲憊，在只為了他人的利益產出能量一段漫長時間後，他們選擇退出。靈魂復原術將能量還給他們，並且讓我們能一起處理他們經歷過的創傷，於是才能自然發展出成熟的人格。

他們在靈魂復原後，往往能做出堅強的決定。有名女士就在要將女兒送入社會前，終於不再怕看見女兒成為獨立的個體。另一名發現自己選錯職業當了護士，她寧願從商。一名女性突然想起曾經遭受性侵害；第四名則是開始有能力看見母親對她的心靈恐嚇，並且開始處理這個議題。

我覺得有個個案，我做得並不成功，因為她持續讓自己在所有生活情境中扮演受害者。儘管如此，我認為她在做過靈魂復原術後，比在進行靈魂復原術之前，更能注意到自己的感覺。她曾經遭受性侵害，在基本教義派的宗教環境中成長，我也經常在其他個案看見這兩個元素。

令我訝異的是，許多個案能立即表達他們對靈魂失落的理解，明白他們喪失了某些靈魂碎片，也需要將碎片找回來，才能變成完整且有力量的個體。這些概念對我多數個案來說都很合理，即使他們從未探索過這些非尋常世界。

治療師凱文寫信告訴我，他的許多個案在靈魂復原上的經歷。他說一些個案的主訴是憂鬱，但他認為真正發生的是他們在靈魂復原之前「毫無感覺」。儘管如此，個案在靈魂復原後，發現自己能體驗到更多。色彩變得更明亮；世界變得有更多質感，也更五光十色。人們再度發現影像活靈活現、生動逼真，也找到小孩的魔法。

凱文發現他的個案立即在感覺層面上有所變化。即使是負面的感覺也能更全然去體驗。個案有活著的感覺，有想要活下去的渴望。在凱文的經驗中，未曾遭受嚴重創傷的人在靈魂復原後，立刻會感覺好很多，而受過嚴重創傷的人在靈魂復原後面臨的問題似乎比較多。對這類個案進行後續追蹤諮商是非常重要的事。

對多數人來說，能找回這些靈魂碎片令人既興奮又害怕。連結能夠順利嗎？會充滿喜悅嗎？會帶來痛苦嗎？返回的靈魂碎片會有什麼要求？儘管每個找回靈魂碎片的人對這些問題都有不同的答案，眾人都認同這是個值得慶祝的時機。

靈魂復原術的限制

不是每個進行靈魂復原術的人都能體驗到巨大的效果，或有任何效果。我是個非常喜歡宇宙奧祕，但不相信我們能理解一切萬物的人。儘管如此，我發現人們無法感覺到靈魂復原效果的各種原因。首先，靈魂失落狀況或許並不嚴重到有任何可看見或體會的效果；也可能是效果太微妙，令人難以感知。

有些人或許認為他們想要進行靈魂復原術，但在潛意識層面上尚未準備好接回自己的靈魂碎片。他們或許不想放棄自己的疾病；放下老舊的、熟悉的事物，朝向未知前進，可能使人覺得太危險。也許他們在意識層面上還沒準備好接受重返的記憶。等待的需求必須得到尊重。我們都是獨特的個體，我們的存有會在適合的時間療癒、改變、重新體驗生命創傷，這應該獲得尊重。

有人可能認為薩滿和靈魂復原術實在「太詭異」。若是排斥這個工作、認為它無效，就無法從中得到效益。

許多人會坦白說他們不想做靈魂復原術。有時我會從亂倫倖存者的口中聽見：「我還沒準備好接回我的靈魂碎片。」同樣的，我要強調我永遠尊重這樣的回應，鼓勵人們在準備迎回靈魂的工作上尋求協助。

條條大路「通羅馬」。薩滿靈魂復原術只是幫助人們達到完整狀態的諸多方法之一。

更多故事

我們還有許多故事可說。每個故事不僅獨特，也示範了靈魂復原術能如何幫助我們敞開自己，接受周遭世界的力量與美麗，全然成為這世界的一部分。

瑪格麗特是我很要好的朋友，她寫道：

自從找回四歲的我……奇特的是她是我最不可或缺的部分。喜悅和勇氣，還有純然的作為，我都可任意享有。她似乎還沒安頓好或留下來……她似乎是我最流暢自在的部分。她是我的一部分，當我想要或需要感覺她時，她就「是」我。但不僅是復原……她是一扇多次元的窗口，幾乎是一道門，能讓其他次元吹進來，或讓我能走出去，在其他次元生活或獲得知識。我的記憶湧現，整合的過程相當舒服，感覺像是在一幅拼圖，而不是一顆定時炸彈。

賴瑞寫道：

一個有趣的效應，是我對周遭一切的感知與體驗似乎更深了，有更豐富的「存在感」。一切似乎顯得更「真實」，而我似乎更是其中的一部分。

罹患慢性憂鬱症的潔西卡，傳來她在靈魂復原後湧現的思緒：

想要再度返家，與自我合一。除了去過黑暗領域的人之外，還有誰會知道我去了哪裡？我的雙眼看見了光芒，我與造物主——那愛、生命與魔法的造物主達成和解時，光滲入我的心。除了進行過旅程，明白並且看見我的靈魂逃脫到未知領域的人，還有誰會看著我的眼睛，懂得這一切？歡迎我自己的歸來，創造一個家，一個輝煌美好的家，使我們享有愛與歡樂，並且沐浴在生命的光芒之中。靈魂是喜悅的泉源。

多年前我在旅程中收到一個訊息：「凡是支持生命的任何事物，地球都將會給予支持。」我發現一個人經歷靈魂復原後，就無法繼續「麻木」下去了。每個人都必須做出個人與全球性的決定，停止虐待生命。不論是放棄濫用、上癮或飲食失調問題，換一份工作、離開一段關係、採取更積極的政治立場，或對於我們如何持續濫用環境有更多覺察，我們現在都要負起責任了。負責任意味著對需求給予回應。我們察覺到我們需要醒來，改變現實狀態，採取與自然「共存」的立場，與那明白一切都有可能的存有力量「合作共生」。

第九章　關係與性的議題

靈魂是我們藉之與身體結合的生命。

——聖奧古斯丁（Saint Augustine）

當我們全然在家時，對於周遭人群的態度似乎變得更切實際。有些人覺得更容易接受他人，因為現在他們能夠接受自己了。還有些人開始「看清事實」，發現自己與特定人物的受虐關係需要做個了結。不論他們的問題為何，許多人發現自己與他人連結的方式改變了。以下個案，說明了靈魂復原術為關係帶來的各種影響。

這是安提卡旅程的摘錄：

在靈魂復原工作坊後的隔日，我才開始明白，當我請求某個靈魂碎片回歸時，自己同意要做的改變有多大。珊卓提到改變會多大時，我有些害怕。我準備好了嗎？我決定我可以害怕，但還是去做，於是我做了。

我請琳恩為我帶回的是，能夠如是接受人們本來模樣的靈魂碎片，這是我最迫切的議題。琳恩尋找這個碎片的旅程很有意思。她與她的力量動物前往下部世界、上部世界，最後回到在中部世界的我，發現她就在我身體旁一尺的距離。琳恩和我都認為想要尋求這個碎片的舉動促使她靠近了我。這個碎片不需要什麼就願意回來了。

思索我需要做什麼才能留住這個部分的我之後，我察覺到自己必須停止詆毀他人。於是我明白了什麼叫做接受。

接受是收下我喜歡的，放下其他的。「放下其他的」，包括不以貶抑的方式談論我要放下的部分（我要放下的或許正是某個人需要的）。這也包括明白貶抑他人或系統，顯示了我自己的自尊（靈魂）中也有欠缺。我應該將能量放在尋找自己失落的部分。整合這個部分，我就沒有貶抑他人的需要。「放下其他的」，並不包括某人的行為傷害到我時，我要保持沉默。告訴對方，他的行為影響了我，是對自己的尊重。這能強化我的自尊。

這個定義促使我大幅改變的部分是，察覺到體制和人一樣，不一定全都是壞的。身為女性主義者，我用了二十年的生命對抗父權體制。從父權體制中接受我喜歡的，放下其他的（不貶抑它），對我來說是個很大的挑戰。接受這個體制中也許有我可用之處，並且找出那是什麼，是我面臨的部分挑戰。隨著請求我這部分的靈魂碎片歸來的決定，我既害怕，也覺得這個挑戰很有意思。

凱特的靈魂復原，讓她重新評估了自己的婚姻：

我一九八八年十一月參加了珊卓．英格曼的靈魂復原工作坊。第一天是週六，我有點擔憂。珊卓解釋說，帶回靈魂本質是個強而有力的工作，有時會引燃「被遺忘」的痛苦，往往會在生命中掀起改變。這其中附帶的責任是我擔憂的源頭……找回靈魂碎片後，生命將掀起未知浪潮，我的舉動可能對他人造成的影響。儘管我很擔憂，我還是留在工作坊。我覺得太陽神經叢有個空洞，一個從童年早期就一直相伴的空虛感。我希望找到某種滋養，也幫助他人找到他們的滋養。這個週末的工作為我的生命帶來巨大動盪……這個正面的動盪使我開始行動，而且至今仍持續行動中。

我身為個案，並不知道進行旅程的人會被守護靈帶去找我哪部分的靈魂碎片——如果有得找的話。我母親不久前過世，她在世時我們的關係相當複雜。儘管她走了，這個複雜關係仍然存在，母親經常在我夢中出現，還曾經要我嫁給她。老實說，有部分的我是很怕她的，這輩子一直都怕她。我認為她會對進行旅程的人顯現敵意，因為我很肯定她臨終時帶走了部分的我。我讓要為我進行靈魂復原術的約翰知道這件事。他向我保證，他相信他的守護靈會保護他。我放心了些。進行旅程時，我待在房間裡，專注在自己的呼吸上。約翰回來後將靈魂碎片吹入我的身體時，我感覺到一丁點我稱之為豐饒的感覺——一丁點而已……一滴。他描述了旅程經驗，說他遇見四到六個月大的嬰兒。他為我找回的就是這個靈魂碎片。我心想：「好的，然後呢？」當時我還不知道這嬰兒的力量。

靈魂復原後接下來幾週我都非常忙碌。我成交了一棟房子、工作……持續奔走。但儘管工作時數極長，我卻充滿活力。有三個人分別在不同場合對我說，我看起來很不一樣，我似乎變得更飽滿。這時我還沒有意識將這些觀察，以及我更充沛的能量與靈魂復原聯想在一起。我太忙了。到了一九八九年一月，生活步調變慢，我搬進新家穩定下來後，有時間和自己相處，憂鬱慢慢開始出現。我實在找不出憂鬱的原因。我終於搬到紐約市外，有樹木、星星、開放的空間……我一直渴望的一切。我為何會憂鬱呢？我不斷將哀傷擺在一邊，但它們變得越來越強烈，直到我整天在哭泣中度過。太多情緒湧現出來，我還以為我的「理智面」會被沖不見。我決定尋求專業協助。

朋友推薦給我的人具有神學碩士學位。我認為這是很好的選擇，能協助引導我走過靈性上的動盪。他不太懂我對靈魂復原術的解釋，但保持開放、不批判的態度。有個與我無關、與我沒有親近關係的人在身邊，對釐清我內在的掙扎非常有幫助。我的領悟是：我處在脆弱的婚姻關係中，多年來我一直容忍的婚姻——接受情感上的痛苦、寂寞、缺乏性關係——這段婚姻消耗了我的能力。我要重新收回我的能力。我也察覺到我在這世界上運作的方式對我來說並不健康。大幅改變是必須的。而這一切的關鍵是找回我「失落」的部分，使我變得更完整，因此過去沒關係的事物，現在已經變得忍無可忍了。這就是成長。這使我擁有更強大的中心，使我得以從中回饋世界。我不再是「負傷而行」的成員了。*

烏爾蘇思對於她的靈魂復原，寫道：

* 作者注：凱特在得到這個領悟後離開了她的婚姻，現在過著更豐盛的生活。

我的薩滿實踐者克莉茲告訴我，她帶回了以下靈魂碎片：我約三歲時，父親拿走一個我非常想要的娃娃。克莉茲發現我坐在地板上，模樣非常可憐。她請她的祖母在廚房裡煮東西，分散我父親的注意力，幫我把娃娃拿回來。我八歲時，被沙灘上一道巨浪打倒，我以為我會死掉。四下無人能救我。（我確實記得曾被大浪打到，而且過去曾反覆夢見海嘯。）

十八歲時，我在熱帶地區一輛停在路邊的車中，手裡拿著一把刀。克莉茲要我跟她走，我說：「我很好。」雖然事實並非如此。她終於說服我把刀放在座椅上，我也跟她走了。（我十八歲生日的三天前，在佛羅里達群島搭便車，遇到一個想要強暴殺掉我的人。當時附近已有幾起殘酷的殺人事件——他們在許多地方找到多名女性的各個部位——我深信他就是凶手。我設法逃脫，但傷得相當嚴重。我向有關單位描述了那個男人和他的車子，但他們毫無動作。）

克莉茲特別尋找了這個靈魂碎片：我三十歲時，遭闖入公寓的人強暴。他偷走了我的靈魂，強迫我收下他的靈魂。我的靈魂原本是光亮飽滿、被細心照顧得很好的。他從我身上奪走的部分，現在變得支離破碎，生命力被吸取殆盡。克莉茲誘導他去拿回他自己的靈魂碎片，因為顯然這時這個靈魂碎片對他更有價值。

經歷靈魂復原術後，是我遭強暴後第一次感到輕盈、快樂。我的靈魂碎片說：去找一根樹枝，把它折成兩半，代表我與那男人之間的連結已斷了。

我的靈魂碎片支離破碎。當警察（在強暴事件後）抵達現場時，要求拍下我的照片作為證據。我剛經歷了六小時的驚恐。頭上包著一條歹徒用來蒙住我眼睛的圍巾。腫脹瘀青的臉沾滿睫毛膏。儘管我從未看過那些照片，我腦海中存有一幅畫面。我的療癒功課之一是不斷看著這張照片，直到我能感覺到慈悲與愛，不再恐懼為止，讓我就算在那極欲遺忘的片刻，都能擁抱自己。（我所有的靈魂碎片都是如此。）這個靈魂碎片要我去買一條黃色絲巾綁在腰上，提醒我生命中的陽光與喜悅。幾天後，我發現自己唱著那首歌：「在老橡樹上繫上黃絲帶：時光已過三年，你還想要我嗎……」

靈魂復原後立即發生最驚人的差異，是我與丈夫不再爭吵。*

這段時間裡，我感到輕盈愉快許多。我更有自信，個性上也更有彈性。我的夢境變得更鮮明——也與過去不同，像是發生在不同次元般；這很難說清楚。我覺得與自己內在更深的層次協調一致。

---

* 作者注：烏爾蘇思和先生之間仍有尚待努力的問題，但她說靈魂復原後的那段時間是「我們在一起最棒的時光」。

更長效的影響是我更能接受自己的感覺（我以前對自己總是在生氣感到很煩，如今那只不過是另一種感覺而已），更能控制自己的思緒（過去我甩不開的強迫性思想，如今都消失了），還有更強大的個人力量感。許多愉快的童年回憶也開始浮現。也許是某種味道、來到特定地方，一些美好的感覺閃現。

另一個真的非常美好的事情是，我更能察覺到每個人是全然獨一無二的，各有各的獨特天賦或生命的觀點。我只能假設這一切之所以會發生，是因為我開始察覺到我是個獨特的個體，有自己特別的天賦與看法。能擁有這樣的觀點感覺很美好，我很感謝讓靈魂復原術得以流傳世間的所有人。

當我們與自己建立了恰當的關係後，就更容易與他人建立適當的關係。我也發現，我們會把能反映出自己正在面對的議題的人，吸引到生命中。譬如，如果我有許多尚未化解的憤怒，我在生命中就會吸引到發怒的人。如果我缺乏自信，就會吸引到不斷貶抑自己的人。如果我是破碎的，就會吸引到不完整的人。

人們在迎回靈魂碎片後，生命力、原始本質、光芒和對真愛與喜悅的渴望，也都一併返回了。在維持這種正向狀態時，似乎也會吸引正朝向完整感發展的人；這些人進入你的生命中，協助你反映並且支持正在發生的改變。

我也發現，接收靈魂碎片的人覺得有責任照顧返回的碎片。例如，處在受虐關係中的人會離開這段關係，照顧返回的靈魂碎片。在這類情況中，個案的支持系統扮演了重要角色。

在功能失調的關係中，兩人（或家庭成員）之間有著無意識的契約，允許功能持續失調。這是共依存症扮演的角色。但如果關係中的某人經歷某種經驗後，決定「我不想再玩這遊戲了」了呢？混亂隨即產生；這時很可能會需要外來的介入。如果這段關係要繼續維持與成長，另一人（其他家人）必須相信這個改變是好的，必須下定決心在自己和關係上做出努力。如果這個情況沒有發生，產生改變的人必須決定是否要「麻木」，繼續留在這段無法支持他新獲得的完整情況中，或者要離開這段關係。不論如何，原有的平衡將會失衡，某種改變必須發生。此時不論是要為家庭關係進行諮商或是幫助當事人從情況中脫離，支持系統變得十分關鍵。

以下這個戲劇性案例，說明了上述論點。我剛開始進行靈魂復原術時，對它效果的理解不夠深，因此在會談時沒有花時間和個案討論他們的歷史與支持系統。潘來找我做靈魂復原術。我也為她進行了靈魂復原術，一切都很正常，結束後，我祝福潘一切順利。當晚，潘驚慌的打電話給我。她處在有肢體暴力關係的婚姻中。已經變得夠完整的她，回到家時，理解到自己無法繼續待在那裡，但也無處可去。在這種時候，我只得介紹她到能為她和孩子們提供安全棲身之處的協助機構。

家庭關係

經歷過靈魂復原術的派翠絲，在家庭議題上遇見困難。我收到她描述經驗的來信：

我最大的問題（這不是什麼新聞）是我的家庭。我在所有層面上都無法跟他們溝通（或者他們無法與我溝通），這可能是我生命中，一輩子最大的痛苦和挫折來源。現在我不想再與家人有任何瓜葛了。我一直在「我很好、不是個挫敗、令人失望的人或壞女兒」的議題中痛苦掙扎，因為我無法與家人建立關係。但攻擊來自四面八方：「派翠絲是家裡的瘋子。派翠絲有問題。派翠絲很自私、自我中心，因為她都不打電話，也不來探訪。」我花了至少三年時間探索，努力解決這個議題，最後仍然感到無限悲傷與痛苦。我想要擁有家庭。我一輩子想要的很少，家庭排在最前面，但這對我來說是不可能的，因為我無法再繼續妥協了。我必須為我的「孩子們」，我的靈魂碎片著想，照顧好她們。她們是——我是——我的家人。我想此刻我感覺到的是一種深層的失落感。我知道我不是自私或鐵石心腸的人，但我希望能愛我、接受我的人卻這麼認為，這很傷人。我又想著：「如果我連自己的家人也無法應付，我如何透過薩滿工作幫助他人？我真是個冒牌貨。」然而，我不僅能夠也已經很有效的幫助過他人，因為我可以誠實以對，做我自己，人們很感激這點。但我無法對我的家人誠實、敞開心胸，因為我只會得到愚弄、侮辱、刻薄的批評、嘲笑、包著糖衣的罪惡感與威脅。真的，我並不誇張。因此，此時能讓我保持健康、快樂、在靈性上保有連結的唯一方式，就是避開我的家人。還有其他人像我這樣嗎？這麼做恰當嗎？或者我對自己所處的情況不夠誠實？不，我夠誠實了。我對自己家庭生活之死的不幸狀態做了什麼，誠實到近乎殘酷，每次我得到的答案都是：不是我的關係。不是我的錯。

因此我現在正在思考改名，放棄我的姓氏，把姓氏換成我的中間名。這樣不僅聽起來比較悅耳，也在象徵意味和實質上與家人及過去斷離。我只是在思考這件事。

我想與你分享這首詩。其實算不上詩，因為根本不押韻，但是……即便在悲傷、失落、感覺發狂之後，我知道我的生命將大幅改善，因為我現在更完整了，因為我不肯放棄。我也認為你所做的靈魂復原術確實在我的生命中劃下轉捩點，我非常感謝。如果你與其他想知道在靈魂復原後可能發生什麼的人分享這首詩，請使用。

今天我做了靈魂復原術。四個碎片回到身邊，我微笑不止。我從未感覺如此完整、如此完整。我從未體驗過如此扎實的自我連續性……空白、缺角處都填滿了，裂縫抹平了。我擁抱從三歲到二十一歲的自己，從童年到成年女人的自己。我多麼欣賞我所是的自己！

這麼說不是我自以為是。我帶著真愛與尊敬，對所有今天返回我身上的靈魂碎片如是說……因著她們所歷經的一切、她們生存的力量及願意回到全然遭到扼殺的生命中那份不可思議的勇氣，而這些靈魂碎片確實都是我自己。拼圖一塊塊找到恰當位置，隨著物換星移，裂隙也將消失。我將成為一幅完整的圖畫。

此刻我看著這些碎片，每一片都不可或缺，因此也含有痛苦的記憶，然而，我感到歡喜。我回顧生命，看見這般痛苦與不幸，但我感到是受到祝福的。我活出了美麗的生命。當你擁有靈魂時，生命怎麼可能不美麗呢？而今，我擁有了靈魂。

我的心為那些尚未找回靈魂的人們傷痛，因為就在現在，就在今日，我才明白我過去多麼痛苦，以為我所感覺到絕望是我的未來。但一切不再繼續了。今天，我轉向喜悅的道途。親愛的天上的神，感謝祢給我生命。真的沒有哪裡比得上家。

反之，黛伯拉與家人關係間經歷的是正向且療癒的改變。

我的靈魂復原最明確的效果，是與我母親關係的療癒。在妳的工作坊進行旅程時，我經歷了自己還是在母親胸前哺乳時的嬰兒。我感覺到對她無比的愛與渴望，我感覺到嬰兒時的我如何詮釋她對我的拒絕，彷彿我的存在、甚至我的出世就是一個錯誤。在這次旅程時，我帶著另一個覺知同行，得知母親拒絕我，其實是出於她自己的恐懼：她對於貧困的恐懼（因為懷孕，她被迫離職，這在一九四八年是常見的情況）；她要負擔一個嬰兒的恐懼；以及她擔憂無法照顧我的恐懼。嬰兒的我將她的憤怒詮釋為我的出生是個錯誤。這回，我得知她不是對我生氣，而是對她在童年時遭受的經歷感到憤怒，這些事情或許是她永遠說不出口的，或許從未有意識的記得，但它們在她身上留下了傷疤。

我進行靈魂復原術約兩個月後，見到了母親。我告訴她我在旅程上的經歷，我看見她打了個顫。我看見真相流經她的身體；我在她的臉上再度看見恐懼。當我，她四十歲的女兒說出她的經歷時，我看見療癒的發生，她的面容變得柔和。

去年每當我們相見時，我們都會對彼此表達感謝。三月，我們在慶祝外婆生日時，坐在表親家的餐桌旁。我問母親關於我小時候住的地方。我說我記得我還是嬰兒時住的公寓，但想不起來我還是學步兒時住的地方。我的姨婆「嘖」了一聲，說我不可能記得嬰兒期的事情。母親應聲：「喔，黛伯拉記得。」療癒於是流經了我；在我之內的嬰兒覺得受到肯定。

在上次的探訪中，我們甚至談到我小時候她對待我的方式。她流著淚說：「我知道妳覺得我虐待妳。」我目光低垂，往內心探索原諒的話語，探索不會責怪、傷害、使我們分離，但能療癒我們彼此的話語。「我知道妳盡力了。我知道妳對待我的方式，遠不及妳小時候遭受虐待的一小部分，在一九五〇年代有些人認為孩子就是要打才能強迫他們聽話。我這一生都帶著這種對待所造成的傷害。我知道妳認為妳那麼做是對的，我也做了很多功課來解開在我心中扭曲成團的結。我不怪妳。這與責怪無關。我們只需要原諒自己和彼此，繼續往前走就好。」

進一步的療癒。我更多的靈魂碎片回來了。更多的我留下了。我並不需要為了原諒母親而拋棄自己。

婚姻關係往往會在靈魂復原後獲得改善。唐娜和許多人一樣，在察覺到她將自己生命中的挫折加在丈夫身上後，停止了對他的憤怒。現在的她擁有創造自己的快樂所需的一切。我收到許多回饋，表示當夫妻其中一人進行靈魂復原術後，配偶之間的爭執就停止了，因為這個人變得更獨立，有能力做出對生命有貢獻的選擇。有時候伴侶會鼓勵另一半進行靈魂復原術，藉此增加一同成長的機會。

你可以看得出來，靈魂復原術能產生正向效應，也能帶來不確定的效果。它能幫助在關係中的人釋放壓力；又或者，當行為改變造成關係或家庭動態的變化，其他成員卻不願參與改變時，靈魂復原術也能造成更多壓力。

亂倫與虐待

來找我進行靈魂復原術的人們，可能有三分之一的女性及五分之一的男性是亂倫或性侵害的倖存者。這占了相當大的人口比例。

任何虐待，不論是性、身體或情緒上的虐待，都會造成靈魂失落。孩子感到被入侵且無能為力。純真不再，生命也不再擁有源自於純真的光輝。世界突然變成非常不安全的地方。

面對複雜的虐待問題令人感到相當挫折。每個受害倖存者都有各種與過去相關的複雜情緒，包括罪惡、羞愧、漠視、愛、恨、恥辱等等。視年齡和創傷程度的不同，所造成的影響包括；解離或分裂、憂鬱、飲食失調、疾病、對他人施虐等。分裂與解離的問題，可以嚴重到導致多重人格症候群。生存者的療癒旅程既艱苦又漫長，一路上充滿黑暗與坑洞。

如果我們和過去的部落社會一樣，具有強烈的社群感，那麼對兒童的性侵害及身體虐待會被容忍嗎？很可能不會。這些行為會單純受到同儕壓力的控制。然而，由於這不是今日社會的狀態，我們的人口中有相當大比例是「負傷而行」的人。

對心理治療師來說，經歷受虐的人為了從痛苦經歷活下來，「離開」了身體，並不是一個新概念。過去傳統的社會體系能夠妥善處理這種情況。但對身為處理性侵害及靈魂失落的薩滿實踐者來說，我看見生命精髓如何從生存者身上分裂開來，真的離開了身體，前往非尋常世界。這些靈魂碎片往往是恐慌的、困惑的、悲傷的或憤怒的，它們需要回家。只要它們繼續在非尋常世界裡漫遊，長大成人的當事人就無法自由發展。他們缺乏遠景和心靈能量來創造自我滋養的生命。一旦這些失落的碎片返回了，個案就終於可以在治療中有所進展，朝向建立更健康的生活邁進。

性侵害案例

三十八歲的凱倫在過去五年中開始想起小時候遭受過性侵害。她正在進行心理治療，發現這不僅對於應付日漸浮現的記憶有幫助，也能協助她面對日常生活的種種。然而，她卻無法幫助她喚回她的「小孩」。

凱倫覺得她的生命開始四分五裂。婚姻正在瓦解，丈夫是個酒鬼，無法在凱倫的這個生命階段給予她所需的情感支持。她不懂得如何在自己與他人之間建立界線，無法區別什麼是她的感覺、需求、渴望，而不是丈夫、朋友或家人的。凱倫體重過重。她吃東西時，完全不知道什麼是飽足感；她覺得身體裡有個空洞，感覺是個黑暗的無底洞。

凱倫在治療中處理上述全部的問題。在我們開始為她工作前，她想要先告訴我她的故事。我並不需要這些訊息來進行靈魂復原術，但凱倫覺得我需要知道她所面臨的問題。我在開始工作前聽完凱倫的故事，使我倆之間產生心的連結，這似乎總能使我的意圖更加深刻。

我為凱倫進行靈魂復原術時，最關心的問題是，靈魂復原的結果很可能會使她家中的關係動態失衡了。她看起來很脆弱。我們花了一段時間討論她的支持系統、她對治療的決心。我提到改變的議題，以及有時改變會造成短暫的破壞。我不讓凱論對於改變有任何期待，而是廣泛討論了改變的概念，詢問她是否覺得改變生活方式的時間到了。她說這正是她在心理治療處理的議題，但從未如此直接的被問及此事。我鼓勵她尊重自己，也談論了什麼是恰當時機。我從來就不是那種「會去勉強別人」的人。

我看得出來凱倫的頭腦設法介入，阻止她走向內在的更深處。她說我觀察得沒錯。她正在聆聽母親、丈夫和其他權威人士告訴她什麼該做、什麼不該做的「老套」。

我帶她做了靜心（見第一章開始的練習），教她分辨來自內在深處的直覺和「頭腦的碎念」。她花了點時間才找到身體對實話的反應，但她確實找到了。當她體驗到深層實話時，她的身體會有溫暖的感覺，反之，如果她對自己說的是謊言，她的心會緊縮、無法呼吸。

我們共同決定對凱倫來說最好的方式，是由她運用身體反應來決定是否準備好接受靈魂復原術。她也請求這次能找回力量動物。這是個安全的作法，因為力量動物會給予凱倫在面臨抉擇時所需的堅強與能量。這也能讓她有與我工作的經驗，體驗我將力量吹入她體內的感受。讓他人將你的靈魂吹入體內，會讓你覺得自己很無助、容易受傷。將力量動物吹入體內，則沒有那麼親密，可以幫助個案熟悉這個方式。我想確認凱倫會將我視為夥伴，而不是另一個侵害者。

我抵達下部世界遇見我的力量動物後，告訴祂我要找回凱倫曾經擁有過的力量動物，在她生命關鍵的此刻幫助她。我坐上獨木舟，這是我和力量動物在尋找失落的力量動物時搭乘的工具。我們下降到一條緊鄰亞馬遜叢林的蜿蜒長河。陽光非常明亮，空氣非常潮濕。當我划槳時，衣服開始黏在皮膚上，我仔細看著河流兩岸，尋找現身的動物。

我聽見樹上的鳥鳴，察覺到動物逐漸靠近河岸邊，好奇看著我們在河面上前進。旅程很順暢，水流也非常平靜，眼前沒有任何激流。這令我感到很開心，因為我很容易暈船。

一隻長頸鹿出現在岸邊，朝獨木舟跑來。這隻長頸鹿顯然不是為了好奇而來；祂明確的與我四目交會。但我必須分別看見長頸鹿或祂的某些特徵四次，才能將祂帶回給凱倫。如果長頸鹿出現四次，這個徵兆表示祂願意返回到凱倫身邊。接著我看見空中有隻老鷹對我尖聲鳴叫。之後，一群大象開始經過樹林。

我冷靜划槳，一邊觀察。我左眼角瞄到左岸上另一隻長頸鹿。接著又有一隻長頸鹿加入第二隻的行列。最後，第四隻長頸鹿從右岸大步一躍，落在獨木舟中，使船身大幅晃動了幾分鐘。這是長頸鹿的意圖和決心的明顯徵兆。我不浪費時間，趕緊快速往回划。船靠岸後，長頸鹿與我快速經由我的隧道回到尋常世界。我將緊抱在懷裡的長頸鹿吹入凱倫體內。

凱倫感覺到大量熱能流經她的身體。我對她說熱能是力量的徵兆。當我告訴她長頸鹿回來賦予她力量，她對長頸鹿可能是她的力量動物，咯咯笑了起來，但很喜歡這個念頭。由於長頸鹿同意回來幫助凱倫，凱倫只需要歡迎祂，知道長頸鹿會保護她，帶給她力量即可。

我們決定這次會面先到此為止。在尋常世界裡已過了兩小時。我對凱倫說，如果她決定要進一步和我一起工作，可以打電話給我。

兩週後我接到凱倫的來電，說她已準備好要進行靈魂復原術。凱倫回來時，我問她是否能向我清楚表明她已準備好迎接靈魂碎片歸來。她認真看著我，回答是的。她還說她告訴治療師她打算做什麼，治療師也準備好盡力協助她處理從靈魂復原工作中可能產生的任何情況。

我召喚了靈性幫手，唱著我的歌來集結力量。當我覺得自己不再存在於房間時，我在凱倫身邊躺下。

我進入非尋常世界的速度很快，非常快就抵達了上部世界。我來到一處非常明亮的地方，看見三歲的凱倫站在光之中。彷彿她與光手牽著手。她非常強而有力。她具有強大的臨在感，我從她的站姿和那雙棕色眼睛散發出來具有穿透力的目光中，清楚看出她有堅強的意志。我對她自我介紹。「凱倫，我的名字是珊卓，我是想來帶妳回家的朋友。」

她說：「我知道妳是誰。」這是個強硬的小女孩！

她蠻橫的聲音讓我笑了。「妳知道嗎？在下面的凱倫真的需要妳的幫助。她已經忘記怎麼玩耍、失去了妳帶走的力量、力氣和意志。少了妳，她感到非常空虛。」

凱倫說：「好，我會回去，但現在的狀況最好已經改變了，否則我會再一次離開。妳知道，我知道要怎麼再一次離開。」

「我知道妳會，凱倫。」我回道：「謝謝妳願意嘗試。」

她接著說：「但我們要先找到十三歲的我才能回去。」

「妳知道她在哪裡嗎？」我問。

凱倫拉著我的手，毫不遲疑的帶著我離開光芒，前往中部世界。我真的很喜歡這個孩子，很敬佩她的力量。我們來到看起來像凱倫十三歲的靈魂前。她正跟著地球繞圓圈，在星空中漫遊。

「凱倫。」我叫著她。她繼續漫遊，對我的叫喚沒有反應。三歲的凱倫握住她的手，使她突然停下來。我喜歡這個孩子。我想跟著她一會兒，我覺得她有很多東西可以教導我。小凱倫告訴我十三歲凱倫的故事。「凱倫月經來了之後，身體開始變化，她感到非常困惑，害怕不知道現在會發生什麼事。」我瞭解這個困境。我常在女人身上看見這個情況，尤其是曾經遭受性侵害的女孩。對於變成性感女人的恐懼相當強烈，當一個女人不想擁有這個生命階段時，往往會導致靈魂失落。我對十三歲的凱倫解釋，長成女人後的她有許多美好的禮物在等著她，家中還有其他人會幫助她度過。三歲的凱倫以閃閃發亮的眼神看著她的眼睛說道：「跟我一起回家，好嗎？」十三歲的凱倫同意了，我們神速的飛越天空。我將這兩個靈魂碎片抱在懷裡，將她們吹入凱倫體內。

我歡迎凱倫回家後，告訴她關於三歲和十三歲的靈魂碎片，描述了我體驗到堅韌、力量和強大的意志力，她開始又笑又哭的說：「我認識那個小女孩。」她謝謝我將她帶回來。她也能夠理解十三歲女孩的故事，因此在我的見證下對自己做出強烈的承諾，她會努力面對成為完整女人的議題。

三歲靈魂的強大意志敦促凱倫努力下功夫，並且有了很大進展。她的小孩靈魂教導她在生命中何時、如何對他人說出要與不要。經過一段時間後，凱倫對於自己是誰，與世界上其他人如何不同，開始有了較明確的感覺。最初，凱倫這樣的變化對她的婚姻造成打擾，因為關係的動態改變了。但後來凱倫的丈夫也開始接受治療，面對自己的力量議題。最後他們一起接受伴侶諮商。凱倫希望哪天他也願意接受靈魂復原術，但尊重他會有自己的時機。

凱倫接受了內在三歲與十三歲的自己後，生命大幅轉向。她強烈想要為自己失落的孩子們打造一個滋養的生活。她們滿足了她原本需要食物來填滿的空虛，體重開始自然下降。

隨著體重下降，成為有吸引力女人的議題，變成她的治療焦點。她也決定接受身體工作來幫助她釋放身體舊有的記憶，喚醒處在身體「之內」的意識。最初她很害怕這個轉變。她將自己與身體的感受切割開來太久了，以至於新的能量令她感到有點太生氣蓬勃，難以招架。但她擁有長頸鹿、三歲的自己、十三歲的自己、治療師、她的丈夫和我的支持，鼓勵她繼續前進。凱倫以興奮的態度面對目前生命中的各種可能性，隨著自己辛苦努力獲得的新體認，她將以強烈的意志全然體驗生命。

患有肌纖維痛症的派翠絲述說了她的故事：

我有很清晰的記憶……不僅是記憶，它們清晰到彷彿我就在現場。但這些是好的記憶。美好的記憶先回來，感謝上天。

我昨天收到的經驗，真的觸動了我。它歷時約一小時……是我二十一歲還在音樂營隊中擔任輔導員的時光。當時，我的病痛才剛開始，還是最初期的階段；我只是開始注意到有點不太舒服。在散步時（我在晨間散步時重新經歷了它），我察覺到我有太多靈魂碎片離我而去，太多的生命精髓離開了；讓我還抓住一絲氣息，期待能有像樣生活的，是我的身體。

肌纖維痛症是個很難纏的肌肉疾病，是由潛在的睡眠失調所引起的，特徵是肌肉長期緊繃、痠痛，就像一個人如果握著某種東西太緊太久後會有的感覺。我在散步時察覺到這件事，感覺我在身體上回到當時的年紀，比我現在好上一倍半。能暫時看見相對的健康，感覺很美好。現在，我能從靈魂失落的角度真正認識這種疾病。導致我現在生理狀態的不是我有什麼，而是我少了什麼……我的生命精髓。我在這個議題上仍有許多功課要做，但我很努力。我決定要為這個議題寫些文章，尤其是從肌纖維痛症和性侵害的觀點來探討。我讀過無數關於這個失調疾病的資料，但沒有人將這兩者連結在一起，這令我很驚訝。患有肌纖維痛症的人有百分之九十是女性；每三名女性中就有一個曾遭性騷擾。我星期一晚間上床時，還有個感人的覺察。我對自己各個靈魂碎片說話，一一為她們蓋上被子（天啊，我最近真是個忙碌的媽媽）。當我對五歲的我說話時，我自然的對她小聲說道：「現在可以安全睡覺了。」這時我發現或許多年來我無法深層入睡的原因是——我一直覺得睡著是不安全的。接著我想起小時候的我就很害怕入睡，因為我不知道誰會進入我的房間。總之，最近這些日子出現了很多記憶和覺察。

蘇姍在靈魂復原後寫信告訴我：

自從進行靈魂復原術後，我有意識的做出決定，要留在人間。我們都是靈性存有的事實，對我獨具意義。我正慢慢將靈性轉成有形的物質。由於我能夠有意識的決定要活著，這讓我覺得我得到極少人能有的第二次機會。我獲得重生——上帝與我，就像是父母一樣。現在的我，就像新生兒般是珍貴、興奮及神聖的，但這一回，我有四十幾歲的自己作為後盾，帶給我力氣與知識。

幾個月前我接到一名女性的電話，我的一名學生為她做了靈魂復原術。她是亂倫倖存者，花了許多年進行治療，試圖喚回經驗的記憶，但徒勞無功。她說她無法記得，無法想起經驗的細節，包括事件本身。她想讓我知道，在她經過靈魂復原術後，這些記憶終於以非常溫和的方式返回，以至於她也有能力面對它們。我發現在這樣的個案中經常發生，因為宇宙是要來幫助並療癒我們，而不是要來「抓走」我們的。

小女孩，小小孩，你在哪兒？
棕色的腿、結實的腳，一雙永遠不夠大的手，
一頭不受控制的黃毛髮，
一雙看不見的棕眼睛。

能帶人遠走的頭腦，
你去了哪兒？
你帶著我此刻所需的東西，
你把自己藏得太好。

許久以來，我一直試著為你
打造一條回家的路。

我想，現在安全了，
而我想要認識你。

——無名氏

第十章　靈魂復原後的生活

如果你真心想要幫助這個世界，你真正需要教導人們的是：如何生活在其中。

——約瑟夫·坎伯，與比爾·莫耶爾斯的訪談

如果人類身體任其自行運作，會持續處在死亡與重生、脫落與再生的狀態中。老去的皮膚不斷剝落，長出新皮膚。骨頭不斷褪去舊裂痕，長出新骨頭。血液帶走毒素，使器官能將毒素從體內排除，新血液持續循環，滋養器官。這個過程有哪個環節受損時，疾病就會發生。我們擁有自我（ego）與心靈（psyche），是與生俱來存有的一部分。心靈在夢境中不斷的運作與改變。自我的真正功能是感覺時間與空間的存在，但它變得非常複雜，不一定願意順著生命之流而行。生命變化不斷，但許多人都發現，當我們可以放手讓痛苦、恐懼、憤怒與傷害這些感覺離開，以便其他系統繼續能夠流動、成長、進化的時候，自我卻還緊抓著它們不放。

能量「阻塞」時，就會造成疾病。靈魂逃脫了，自我又困在創傷裡，這個人就不再處於和諧之中，疾病於是發生。不論是生理、情緒或靈性上的疾病，這個存在體都會以受困狀態來顯現某

種問題。能量停止流動時，憂鬱便順應而生。你有多少次是透過實質的移動身體，不論是運動、健行或跑步，來改變困住的意識狀態，使自己的能量能再度流動？

一旦你將靈魂碎片帶回來，就是自我和身體要放手離開困境，幫助我們移動與進化，再度與一切萬物和諧共處的時候了。我將會在這一章探討靈魂復原後的生活。我們要如何運用薩滿、儀式、心理治療及身體工作，幫助人們釋放自然存在的痛苦，褪去舊有的，開始成長，並在地球上找到適合自己的角色？如何使我們剛找回的靈魂碎片成為盟友，幫助我們創造完整的生活？如果我們一直困在童年裡，就無法發展出成人的存在方式。我們需要全然的活在當下。

靈魂復原術不是一種會使我們困在過去的治療；而是邁出腳步，關閉生命中阻擋我們成長與進化的大門。此外，我也不打算教導一種方法，放任地球上的大人做出孩子氣舉動。關鍵在於夥伴關係。我們要如何使身心靈及所有的靈魂碎片為了共有的目標——活出我們最大的潛能——一起合作呢？我再三強調，持續與返回的靈魂碎片共同合作的重要性。這些靈魂碎片離開多年，當它們返回時，它們的聲音一定要被聽見。它們是以盟友的身分，帶著豐富的資訊回來的。

想像與願景

幾年前，我做了一趟旅程，去跟我的力量動物報到並「聊天」。我不想只在需要資訊才去找祂，這樣會濫用我與祂的關係。我們在我位於下部世界的力量之地，坐著野餐。突然間，祂開始對我談起華特．迪士尼（Walt Disney）。祂說，迪士尼在地球上的工作是擴展人們的心智與想像力。譬如，一個人必須要發揮想像力，才能接受一把會走路唱歌的吉他圖像。對邏輯的腦袋來說，這個圖像毫無道理。華特．迪士尼試圖教導人們想像。

如果我們無法在心中想像，我們又如何能構想出一個健康的身體、頭腦或地球的模樣呢？由於今日的科技——並沒有留給我們太多想像空間的電視節目、電影——我們讓自己的想像力睡著了。當我們失去想像與構想的能力時，最極端的情況將會如何？我認為能呈現出這個情況的最佳人口代表就是今日的青少年。我們實際看見的是一群失去靈魂的人，主要原因之一，是他們無法想像自己的未來，或想像地球有個光明的未來。

在靈魂復原術帶回的那個小孩，能使我們重獲想像的能力。我們才能開始運用有創造力的觀想，具體顯化我們的夢想與健康。但我們必須找到方法，與這些返回的靈魂碎片溝通的管道保持暢通。

帶著禮物與知識歸來的靈魂碎片

靈魂碎片返回時，或許會帶著當事人所需的知識回來，例如如何去信任、愛、書寫、創作、玩耍或擁有自信。個案要如何與靈魂碎片接觸，才能和這部分保持連結呢？如果歸來的靈魂碎片當初是因為遭到遺棄而離開，要如何才能給予足夠的愛使它留下來，如此一來，一個人才能再度變得完整？

我在自己的生活和工作上的作法，是進行旅程去會見這些靈魂碎片。我還會請個案的力量動物或導師在非尋常世界與返回的靈魂碎片會談。在這裡，它們可以相互交談，探討還需要哪些改變來促進整合。

許多人可能透過個人經驗，或目睹朋友或家人的經歷，見識過某些形式的諮商能有效在生活創造出改變。我的經驗顯示，如果能加入靈魂復原術的靈性元素，一切會進行得更快速、也更深層。我們從諸多個案和信函中，已經看見人們如何化解深層議題，解開過去甩不掉的行為模式。還記得丹麥治療師回應她的個案在經歷靈魂復原術後，多數人停止扮演「受害者」的角色。

長大

成人和小孩存在狀態的差別之一是，小孩在安全與身體的生存上必須仰賴成人。我們長大成人後，學會創造自己的實相狀態。在某種程度上，小孩也辦得到，但他們終究仍在成長，仍在建立個人的身分，並且以不同於成人的方式在學習關於實相狀態的本質。成人透過在生命中收集的資訊，加上想像力與信念，有機會去選擇，讓自己離實踐夢想越來越近。但這也需要有意願去承擔責任、變得有力量。我發現在教導人們這股力量，敦促他們與力量協同努力時，力量變成了「燙手山芋」。我要把它丟給誰，才不用把它握在手裡？我能把我的力量給誰呢？我能把我的生命、行為、問題的責任丟給誰呢？每當我們拱手讓出力量時，我們也釋出自己的能量；我們把自身靈魂的一部分給了出去。

選擇生命

我在本書最前面，寫到自己在黑暗中的旅程。地球不是我的家，我有許多年都渴望能離開這裡。我自己的靈魂復原是個奇蹟！我對即將發生的一切毫無期待。我只是試著教導克莉絲汀娜這個方法，並且把自己當成練習的對象。找回我的靈魂碎片，立即使我跳脫了持續二十多年的憂鬱症。我不知道我的靈魂碎片為何離開；我只知道我的小女孩回來了。當我進入內心時，我看得見她始終咯咯笑著。她甚至還跑出來寫了這本書的一部分（你或許看得出她寫了哪部分）。

然而，在變得完整後，我學到「我們經驗到的乃是自己所相信的」這教導是真實不虛的。我曾在演講中聽到一位靈性老師說：「多數人認為我們相信自己的經驗。並非如此；我們經驗到的乃是自己所相信的。」稍微想一下這句話；這句話會讓頭腦打結。

我以前相信，生活實在太艱苦；當事情順暢時，宇宙總會找到某種方式讓我大亂陣腳。然而在靈魂復原後，生活變得容易許多。我看見周遭的美，在靈性存有的教導下，我發現在地球上生活是一份禮物。這是為什麼許多靈性存有要投胎為人的原因。當你是靈魂時，摸不到、聞不到、無法體驗到活著才有的感受。我在靈性幫手耐心的輕推敦促下，下定決心要全然的活在這裡，對我的生命完全負責。令我驚訝的是，我發現一切變得簡單了，發現宇宙並沒有「要來抓我」，而是提供我所要求的一切。我的分裂不僅造成我的憂鬱，也削弱了我活在這裡的決心。由於我的決心不夠堅強，宇宙藉由不必然要提供豐富生命的情況給我，來反映我的狀態。由於我當時是分裂的，所以聽不見也看不到這個實相狀態。我對環境毫無覺察，因為我大部分時間都不在身體之內。我無法全心聆聽，錯失了許多能幫助我避開某些災難性決定的徵兆。

在我的靈性幫手的協助下，這一切都改變了。這並不表示我日日都順心如意——我還是有不順的日子。但是，只要我能再度有力量站穩腳跟，我也擁有工具可以改變這些不順心的日子，所謂的力量是轉變任何能量的能力。生命變得更有意義，更有趣。我還學到身為成人的我，可以與靈性存有以夥伴關係，一同創造我的願景，而不是像小孩那樣，期待祂們為我創造我的生活。

運用儀式來進行整合與療癒

儀式是另一個強有力的方式，可以幫助人們釋放問題或不再適用的模式。儀式的本質是創造改變。例如，露絲學會一個儀式，是她的薩滿實踐者在為她進行靈魂復原術的旅程中得到的儀式。透過這個儀式，露絲不僅可以找回父親取走的靈魂碎片，還能將他從她的心驅逐出去。她的儀式與呼吸工作有關。連續十天，每天清晨與夜晚，她要花一分鐘時間，在吸氣時，將她的心帶「回來」；在吐氣時，將他的部分還給他。她要一邊觀想，一邊進行呼吸。十天之後，她要給自己某個裡面有顆心的東西，也把某個裡面有顆心的東西送還給他。露絲為父親烤了他最愛的餅乾，裝在心型的盒子送給他。她為自己買了一個陶土的耶誕節裝飾品，上面有兩隻鴿子，形成一顆心的形狀。至今她每年仍把這個裝飾品掛在耶誕樹上。露絲的治療師把用來為她進行靈魂復原術的水晶靈魂捕捉器送給她。露絲在進行觀想時會使用這顆水晶，她說這顆水晶對她仍然具有特殊意義。

治療師說露絲慢慢越來越能夠做自己。她過去有偏執狂的特質，覺得自己會「消失」，治療師認為這與她的靈魂被偷走有關聯。露絲在完成儀式後，已經安定下來，也能與自己自在的相處了。

邦妮在靈魂復原後也收到一些功課。她的儀式相當精細。以下是她的來信：

在靈魂復原過程中，我記得我得不停提醒自己，不要「離開房間」。我們所在的房間有個天窗，這讓我很容易就看著光亮處，進入光之中，產生解離。在過程中我還記得有三個感覺，很像是感到內在的「碰撞」或顛簸。

完成後，我立即感到一股哀傷，這持續了好幾天。一股不想被「推擠」的感覺則持續了一個月左右。我感到很脆弱，我不希望剛結合的靈魂碎片再度分離。我怕如果她們又分離了，就永遠也不會想要再回來了。

我被告知，要連續八天，每天在憤怒與怨恨的議題上靜心，把它放在某種可燃燒的象徵物中燒掉。在靜心之後，我要塗抹具有檸檬氣味的精油。我選擇把憤怒放在一碗揉成團的紙和鼠尾草中。

靈魂復原後當晚，也就是第一晚，我在靜心中讓白光流入身體，流經我的心臟和肩膀。當光在我體內循環時，一股濃稠的黑色物質開始從我的手流出，流到那團紙和鼠尾草上。我體內的黑色物質逐漸變成濃煙，繼續流出，直到我體內全是白光為止。我和三個返回的靈魂碎片坐在一起，我對每一個說話，表達絕不傷害她們的決心。我帶她們參觀了我的房子，她們都很喜歡。

接著我起身走到外面前廊上，燒掉碗中的紙團和鼠尾草，避免吸入任何煙。火完全熄滅後，我將灰燼撒在院子裡。最後，我進到屋裡，用按摩油和檸檬抹遍全身，像是創造出一道界線。

連續八晚，我進行相同的儀式，每一晚我都發現自己有長足的改變。

透過每晚燃燒紙團和鼠尾草及使用火，邦妮看著自己的憤怒消逝。她開始察覺到自己藉由滋養憤怒，而使憤怒可以持續存在，就像我們給火添加薪柴，使火繼續燃燒一樣。每晚在等待火星熄滅時，她也認知到不能期待自己的憤怒突然就會改變了，她要有耐心。邦妮繼續寫道：

到了第八晚，我再度看見綠芽從灰燼中探出頭，它們似乎長大且擴展了。我走出去，燃燒紙團和鼠尾草，燃燒過程和之前一樣。但在火星開始褪去時，起了一陣風，將碗中即將熄滅的灰燼吹散到前廊和整個前院。這陣風似乎來自四面八方。我發現改變也會來自各個方向，將人帶到未知的方向。一切所需的是做好準備以及意願。這就

是放下。

我還要提到一點，每回我靜心時，我會與三個返回的靈魂碎片或自己連結，與她們說話，或擁抱她們。我覺得這有點彆扭，但這麼做傳達了我的關愛，我非常希望她們知道我的關愛。我為自己對她們的忽視、對她們的憤怒以及她們所經歷的一切表達歉意。三個月大的我會回頭看著我，維持目光的接觸。較大的兩個在不同程度上，不再那麼生氣了。即使是十五歲的我有時也會放鬆一下。

大約八個月後，我去見一位營養師兼療癒者，她告訴我如果我沒有進行靈魂復原術，我會病得更嚴重。她還說在美國原住民的傳統中，當儀式完成時，會刮起一陣風代表結束。

療癒的諸多形式

自我不是我們唯一需要褪下過去，讓我們可以向前進展的部分。許多人的身體也留有過去的創傷。一個人可以看著鏡子裡的自己，觀察能量在哪裡阻塞不動。我發現另一個整合靈魂碎片的方式是做身體工作。身體工作的系統太多，我不打算逐一介紹。譬如，一個人可以選擇溫和的按摩，或需要更多肌肉調整工作的身體治療，或針灸，使氣流動（氣是「生命原力」的意思）。

如果我們真心想要整合身心靈，就必須關心所有領域。面臨重大疾病時，也可以尋求西醫的協助，但記得不要把自己的力量全交給醫生，而是與他們以夥伴關係共同合作。我們必須明白身體可能需要醫療協助，才能將疾病從體內釋放出去。

在傳統文化中，薩滿和其他療癒者會協同合作；他們並不會相互競爭。能療癒這個人的方式不一定能療癒另一個人。由於我們對人類的知識變得非常複雜，現今新的挑戰已變成如何得知哪個人適用於哪個（或哪些）系統。我們不能只是選擇一種療癒，或進入某種療癒系統後只是照著完成動作而已。我深信願意為自己的療癒負責的決心與意願夠強的話，療癒就會發生。

避免更多的靈魂失落

關於靈魂復原後的生活，還有兩個問題有待回答。第一個是如何避免更多的靈魂失落。有時候，靈魂失落是必要的。譬如，如果一個人遭遇車禍或某種身體上的創傷，靈魂失落能幫助他度過這場經歷。如果在這樣的創傷中仍保持全然臨在，我不確定他們是否能忍受痛苦，存活下來。

但在其他情況中，我們是可以掌控的。如果另一個人在場使你感到精疲力竭，彷彿能量「被吸走了」，那麼請保護自己。召喚力量到你身邊。用光環繞自己，或觀想你在一顆藍色蛋之中，創造你與那人之間的界線。在關係和生活中，要努力當個成人。盡可能避免將自己的力量或能量送給他人。為自己建立社群團體，結交立志正向生活的朋友。要記得將自己的靈魂碎片給別人，對你、對他們或對面臨的情勢都是毫無幫助的。

一個人需要做幾次靈魂復原術？

第二個問題是關於靈魂復原所需的次數。我不認為人們需要做很多次靈魂復原術。在薩滿傳統中，人只在經歷創傷、罹患嚴重疾病、或陷入昏迷時，才會被施予靈魂復原術。有時候我也得為一名個案進行超過一次的靈魂復原術。在部落社會中也是如此，薩滿有時得為患者連續工作三天。

我自己有個相當不尋常的願景，希望全國各地廣設靈魂復原診所，當你在辦公室度過難熬的一天、與親近的人大吵一架、或單純就是不順的一天之後，你可以去診所排隊，找回靈魂碎片。但說正經的，我相信你一旦找回自己重要的部分後，其他的或許會尾隨回來。我發現多數人並不需要進行多次靈魂復原術。多數人在經歷過一、兩次靈魂復原術後，就已經找回要在生命中感覺到完整所需的部分了。但視個人情況而定——嚴重的生理疾病、精神異常或極端創傷的後遺症等——治療過程或許會涉及更多工作。

每個人都需要做靈魂復原術嗎？

我相信我們在一生之中都經歷過靈魂失落。但這不見得表示我們都需要做靈魂復原術。我們需要思考的問題是：你覺得生活的運作中有重大的問題嗎？你是否面臨了第一章提出的症狀？我鼓勵人們有問題時要尋求療癒。每個人都可以為改善自己的生活而努力，但我們不一定需要特定的療癒方式，例如靈魂復原術，才能促使改變發生。

靈魂復原後的生活，要學習的是如何活在這個世界上。現在，我們已經在這裡了、回到家了，我們要如何在家裡走動、重新裝潢、重新將它打造成美麗舒適的地方？我們要如何更新自己全體的身、心、靈，全然活在當下？

引導練習——

以下是一個你可以自己嘗試的儀式。你需要準備一份送給靈性存有的小禮物。我認為這份禮物需要來自內心，如果你有想要留給土地的小東西也可以。美國原住民通常會留下沒有化學物質成分的玉米粉或菸草作為禮物。禮物的外在價值並不重要。

當你準備好禮物後，外出前往大自然的某個地方。你家後院或公園也可以。先深呼吸幾次，使自己歸於中心。雙手向天空高舉，想像自己用雙臂擁抱著太陽。閉上雙眼，深呼吸，在此刻盡可能全然體驗自己。完成這個動作後，彎腰用兩手手掌觸摸大地，感覺腳底下的土地。感覺與你的手掌連結的大地強大的力量。再度閉上眼睛，全然體驗。當你覺得完成後，將你的禮物留在地上，為你的生命向靈性存有致謝。

現在，在地上坐下來，閉上眼睛，呼吸，全然體驗你自己。你會許會開始唱歌，或開始跳舞，或什麼也沒發生——體驗著此時此刻就好了。

我們向大地致謝，
我們在蘋果樹下致謝，
我們在日出日落致謝，
在藍色水面上，我們致謝。

我們以菸草致謝，
我們以藍玉米致謝。

我們的靈魂來了，
翻過山嶺，
越過光的彩虹。

我們的靈魂來了，
乘著老虎的氣息。

——艾倫・傑夫・畢茲

歸還我們偷走的靈魂，
取回我們給出的靈魂，
將它們環抱在懷中。

我們致謝，
為我們的靈魂，
為我們的孩子們，
我們致謝。

第十一章　為靈魂的返回做好準備

如果你有夢想，你就做得到。

——華特．迪士尼

這一章包含了一些練習，協助你為自己的靈魂旅程做好準備。如果你的心靈能夠配合而不抗拒的話，那麼進行任何薩滿旅程或靜心，都能為你的生命帶來重大的改變。想要擁有身心靈的支持，使你能在生命中向前邁進，有時候你得尋求協助。

幾乎每個人都知道夢具有力量。夢是我們開啟豐富且複雜的潛意識的一把鑰匙。除了對心靈狀態的理解之外，夢還給我們尋求協助的機會。

引導練習

有個方法能運用你的夢。在你開始進行這一章的每個練習之前，在前一晚入睡前，先為自己設定程式。首先，舒服的躺在床上，感覺你躺在枕頭上的頭部，深呼吸幾回。接著對自己說：「明天我要進行一個能幫助我在生活中更有創造力的練習。我請求潛意識的協助，讓我們在晚間共同合作，幫我整個人準備好，使我明天能敞開自己，迎接成功的經驗。」

我在整合自己的靈魂復原時，主要的作法是撰寫這本書。為了追求與貫徹這個相當深入，甚至有點不堪負荷的計畫，我在意識上有了驚人的躍進。在這一章中，你可以看見我在某些旅程上學習到的事物：如何面對我的態度與信念，如何以夥伴關係與靈性存有一起工作，如何在我的生命中創造出美麗的事物，與與自己深入連結，直到能夠「關上我的『厚耳朵』，打開我的『薄耳朵』」。*

我是個只能透過自己的經驗去教別人的人。我對教學的熱誠遠勝過做其他事，因此，我必須經歷每個人在生命旅程中會面對的阻礙、困難、內在與外在的魔鬼。我希望你能從我在這一章中分享的經驗，學習到如何創造出屬於你的道途。

---

* 作者注：這是尼桑（Nisan）一位女薩滿的話，她持續說著：「關上你的厚耳朵，打開你的薄耳朵。」對我來說，這句話以很棒的方式表達了「敞開自己，接收來自隱微無形領域要帶給你的訊息」。為了表達這樣的意思，我在這一章持續使用了這位女薩滿的話。

這一章特別是為那些希望進入更深層工作的人寫的。也許你還沒準備好要探索薩滿。或許你還沒準備好接受靈魂復原術。這一章包含了一些有助於你為自己靈魂的返回做好準備的工具，即使你決定不再進行更多的薩滿工作或靈魂復原術，這些工具也能使你的生命有所轉變。

如果你已經在靈魂旅程上有豐富經驗，可以跳過第十一章。如果你的生活並不那麼如意順遂，請讀完這一章，或許你會在這裡找到某些失落的片段。如果你已在實踐薩滿，進行薩滿旅程，我則建議你旅行去拜訪自己的力量動物，並尋求協助。如果你在生活中有自己的靜心方式，則可以根據每個練習的目的，創造自己的靜心內容。如果你從未使用過這些技術，歡迎使用我在這裡提議的練習。

你或許會想在自家安全的環境中做這些練習。找個你能安靜獨處的時間進行。或者你比較喜歡在讀過這些練習後去散個步，讓這些方式在散步時自然浮現。如果你從未試過，動態靜心會是找回創造力的有效管道，我建議你嘗試看看。許多人發現散步、開車、甚至沖個澡，都是讓有創意的解決之道流動的好方法。

如果「頭腦的碎念」開始破壞你的經驗，別忘了運用本書一開始提供的練習。當你的頭腦告訴你這是真實或謊言時，問問你自己。如果你的頭腦說了實話，試著進入你的內心深處，那裡才是真實的源頭。如果你得到的徵兆是頭腦正在說謊，只須感謝它的意見，然後繼續工作。

儀式與練習

歸還偷來的靈魂

在部落社會中，偷竊靈魂是在意識層面上做出的舉動。在權力優勢的觀念仍是人類演化一部分的年代，偷竊靈魂是心理戰的手段之一。如今，偷竊靈魂的行為仍持續發生，然而通常是發生在潛意識層面。為什麼有人會有這種竊盜行為？或許是他們想要擁有他人的力量、能量或光芒。或許他們心懷嫉妒，或想與對方保持連結。各種原因族繁不及備載。這裡的底線是，一個人是無法使用他人的靈魂作為力量、能量、光芒或愛的來源。事實上，一個人無法利用他人的靈魂做任何事情。

我相信在某種程度上，我們都偷過靈魂碎片，也交出靈魂碎片；我們有各式各樣的理由曾這麼做。但結果是一樣的：偷竊者因無法使用的能量負擔，反而讓自己的進展變得緩慢；失去靈魂碎片的人更缺乏活力的來源。讀到這裡，你已經知道靈魂失落的後果是什麼。如果你在讀這本書時，有股強烈的感覺，認為你握有某人的靈魂，也毋須感到絕望。我們的工作不是要你陷入自我批評之中。如果你不確定是否握有某人的靈魂，想要加以確認，以便完全從中解脫，我也會提供建議。首先要做的是，看看你是否握有他人的靈魂。如果你發現自己確實這麼做過，請不要苛責自己。這裡的重點是，強化你的覺察，幫助你在地球這個家中，做個負責任的人。

如果你知道如何進行薩滿旅程，請做個小旅程，去拜訪你的力量動物，詢問你是否擁有他人的靈魂。如果你不知如何進行旅程，則請坐下或躺下來，深呼吸幾次，使自己歸於中心。運用第一章開始用來確認真實或謊言的練習，進入內心，詢問你是否擁有他人的靈魂。如果答案是「有」，你內心深處自然會有答案。允許「有」或「沒有」自然的浮現。在答案浮現後，檢查一次。以全身的感覺來體驗浮現的答案，檢視身體反應的是真實或謊言。慢慢來，記得要呼吸。呼吸是生命原力的移動。在確認直覺的訊息時，保持能量的流動非常重要。不斷確認這個問題，直到你有清晰的答案為止。如果答案是「沒有」，就不必進行接下來的練習；把它當作知識學習來閱讀即可。

在證實你的確握有某人的靈魂碎片後，可藉由薩滿旅程或回到內在，查明你擁有誰的靈魂。如果你可以進行薩滿旅程，一樣可去拜訪你的力量動物，詢問你擁有的是誰的靈魂。如果你沒有自行找到答案的靈性方法，可以嘗試坐下或躺下，讓自己安靜下來。或者你偏好到外面去散步走走，甚至可以沖澡沐浴。也許你還有其他解決問題的創意作法。不論你使用的是什麼方式，深呼吸，並且問自己：「我握有的是誰的靈魂？」不要急，你需要多少時間就花多少時間。如果無法在一天內得到答案，隔天再試一次。也許一天的某個時段會比其他時間更適合清晰的進行這個步驟。也許在所有紛擾還沒開始干擾你之前的清晨會是較好的時機，或者可以在睡著之前的放鬆狀態時嘗試。有時在運動或做其他活動時，也能激發內在指引。我發現我在掃地、吸塵或拖地時，常會獲得很棒的啟示。

只是單純承認你擁有某人的靈魂，往往就足以釋放它，讓它返回。我在靈魂復原訓練工作坊中，會請學員進行旅程，探索這個議題。我建議他們，請自己的力量動物教他們簡單的儀式，將靈魂送回。我強調「簡單」，是因為在我參加過最強有力的儀式中，有些非常簡短、到位。要記得，我們的意圖才是儀式的關鍵。當然也可以進行較長而複雜的儀式，只不過，要「達成任務」不一定需要複雜的儀式。在這整個過程中，別忘記對自己和所有參與的人保持慈悲心。

現在你知道你握有的靈魂屬於誰，下一步是歸還靈魂碎片。靈魂碎片的主人可能還活者或已過世；以下步驟兩者都適用。直接進行旅程，去向你的力量動物請求一個歸還靈魂碎片的儀式。如果你使用的是內心的引導，則選擇一個你已經可以用它取得訊息的方法，然後在內心請求獲得能歸還靈魂的儀式。你也可以請求在夢中得到儀式。

如果使用儀式感覺大費周章，你不知道如何進行的話，我分享一些其他人在旅程中獲得的靈魂歸還法。

- 到戶外找一根樹枝。將樹枝折斷，釋放任何你對他人握有的不自然的掌控。
- 許多人以各種方式用水晶來歸還靈魂。找一顆你珍愛的水晶，或買一顆水晶；觀想對方，將他的靈魂碎片吹入水晶中。有些人被告知，要將這顆水晶當作禮物送給對方。有人說她被告知將水晶放在女兒的枕頭下，讓女兒連續十晚躺在上面。我有名學生分享了以下作法：手中握著水晶，看著它，觀想對方（或感覺對方的存在，進行接觸），直接對被偷走的靈魂碎片說：「（對方名字）的靈魂，回到（對方名字）身上，你並不屬於我，你屬於（對方名字）。所以，回去吧！祝福你！」這就樣！

- 將你身邊任何屬於對方的物件送回給原主。
- 燃燒一把鼠尾草。每放一片鼠尾草到火堆，就將你握有的靈魂碎片一一送回，並且說：「我釋放你。回到你所歸屬的人的身上。」當所有鼠尾草都燃燒殆盡後，用水把火澆熄，將灰燼撒在戶外。
- 運用呼吸。吸氣時，想著你要歸還靈魂的人。吐氣時，用意圖將靈魂送回去。
- 送給對方一個對你來說代表他的靈魂碎片的禮物。
- 我最喜歡的方式是打電話給對方，在談話當中，直接將對方的靈魂吹入電話中。（這為「伸出手，與人接觸」〔reach out and touch someone〕這句美國AT＆T電信公司的經典廣告台詞，賦予新意義。）

如果你還沒找到自己的儀式的話，以上這些是供你嘗試的建議。你也可以改變這些方法，把它們變成你自己的。儀式真正的力量不在於你做了什麼，而在於用心投入。

我對於人們嘗試過這個程序後的成果相當驚豔。他們也從收到靈魂碎片的人得到了回饋，表示他們的生活或能量上發生了某種轉變。那些收到靈魂碎片的人幾乎都不知道當事者做了什麼；他們只知道有什麼東西不一樣了。以下是我收到的一個故事：

這次旅程，我到下部世界一遊。在穿越隧道時，發現自己根本在閒蕩，彷彿我並不想抵達另一端，因為我知道我在終點會發現什麼——沒錯，我是個靈魂小偷，而且我並不想歸還我握有的靈魂碎片。

最後我還是抵達了隧道終點，我的力量動物，一隻狼，進入隧道末端，祂用牙齒咬住我的衣服把我拉進了下部世界。接著祂用牙齒緊緊銜住我，開始轉圈，快到我完全昏頭轉向。我知道祂是故意這麼做的，是為了要讓我感到困惑，把我從理性的頭腦拉出來。

接著，我的另一隻力量動物，一隻鷹，突然飛進來，降落在我頭頂，啄出我的雙眼。我有些害怕，但保持靜止不動。鷹取走我的雙眼，把祂的眼睛給了我，告訴我這麼做是為了使我看得更清晰。

然後我腦海中出現一長串我認識的人——有些還在世間，有些已經死了。我知道自己唯一握有的靈魂碎片是屬於喬的。他是我的前任情人，現在是一個很親密的朋友。透過鷹的眼睛，我明白我確實擁有他的靈魂碎片。

接下來的訊息是要歸還靈魂碎片，我必須將它吹入我最喜愛的水晶中——或任何我能找到適當的石頭——然後把裡面有喬的靈魂碎片的物件送給他。我不能告訴他這是什麼，只能說這是我送的禮物，對他來說這是一顆特別的水晶。訊息非常強，強調要我把喬的靈魂碎片放進這顆特別的水晶中還給他，儘管用其他石頭也行。

旅程結束後，我想到要給喬這顆水晶，但我實在不想放棄這顆水晶，於是決定再度進行旅程尋找其他歸還靈魂的方式。儘管我在這趟旅程中也獲得其他選項，但仍感覺事情並未結束。我也決定試圖在沙灘上尋找一顆「適當」的石頭，但就是找不到覺得對的那一顆。

回到家後，我看著我被告知要用來歸還喬靈魂碎片的水晶。這是一顆不尋常的水晶，它具有獨特的組態，完全對稱的六面。我覺得很不情願用這顆水晶，這表示我得找到另一顆能用來裝載他的靈魂碎片的水晶。

我決定再進行一次旅程，尋找能歸還喬的靈魂碎片的替代品。

在接下來的旅程中，我想得到可以用來歸還這個靈魂碎片的替代方案。我在旅程中得到多種選擇，但之前獲得要使用那顆特定水晶的訊息依然很強烈。

我在旅程後的週三晚上會在一堂課中見到喬。因為我們通常會在課後喝杯咖啡、吃點東西、聊聊天，所以我決定星期三是歸還這個我握了很久的靈魂碎片的好時機。我還有三天可以決定要用什麼當傳輸工具。

週二晚上，我找到一小顆光滑的煙晶，「蛋」，裡面布滿紅銅色的金紅石。我不禁覺得這是轉移靈魂碎片的完美載具。喬喜歡煙晶；蛋是象徵新生命的符號；水晶中的金紅石能強化能量。

我覺得光滑的煙晶蛋是正確的選擇，於是買下它。當晚我在家裡進行了擊鼓、搖沙鈴的儀式，將靈魂碎片吹入水晶蛋，然後把蛋放在一個小紅布袋，它是喬在中國新年時送給我禮物的袋子。這顆「受精」的蛋，裝在紅布袋裡剛剛好，彷彿袋子是為它訂做的。

週三下課後，喬和我及一個朋友到附近一家餐廳用餐。我原本決定在今晚結束前再把水晶蛋給他，建議他晚點到家只有自己一個人時，把這顆蛋握在手中一、兩分鐘。稍早我已經告訴他我有禮物要送他。

我們三人坐在桌邊聊天吃飯時，他突然問我要送他什麼。我從提包拿出紅布袋遞給他，並且說：「我有東西要還你。這是你在中國新年時送我的紅布袋，裡面有個禮物要給你。」我還告訴他等他回到家獨自一人時，再拿出來握在手中。

喬接過紅布袋，把它握在手裡一會兒，然後放在桌上。但他好奇心過剩，把水晶蛋從袋子裡倒在手上。他的手握著它，幾秒鐘後，他變得情緒激動，手仍握著它。淚水溢滿他的眼眶，他覺得某種東西——某種能量之類——從蛋裡面轉移到他身上，他的感覺令他不知所措。他很顯然被這個經驗撼動了。他把蛋放回紅布袋，擺回桌上，幾乎無法言語。但接著他說覺得自己需要「與剛才經歷到的能量整合一下」。幾分鐘後，他又把水晶蛋滑出紅布袋，把它握在手中，再度經歷同樣強烈的情緒，淚水盈眶。

隔天早上，他打電話告訴我，他到家後再度握著水晶蛋，又體驗到相同的感受。他三度感到返回的靈魂碎片的能量。他有所不知的是，我用了三口氣將他的靈魂碎片吹入這顆水晶蛋。我這個「前」靈魂小偷無法想像能比這更成功歸還偷來的靈魂碎片了！

並非所有旅程都有這樣戲劇性的效果，但這個故事是個強有力的見證。即使你沒有得到相同的效果，也無須質疑自己的成果。因為效果可能相當微妙，所獲得的回應也會因對方與他自己的連結程度而不同。你只需要知道你做了一件勇敢的事情，允許自己更成為自己，同時也使另一人能夠追尋自己的靈魂旅程。

恭賀自己！做些對自己有益的事情。感覺這種解放感、體驗自己，注意是否有任何變化。再次強調，這些改變或許很隱微，也可能在一段時間後才發生。我們只能用自己來填滿自己。

繼續尋找其他你可能握有的靈魂碎片，逐一歸還它們。歸還靈魂是使自己變得完整的美好方式。我在夢中收到這個訊息：「能送給他人最佳的禮物，是自由意志與選擇權。」你送出的是非常棒的禮物。

不知所措的內在小孩

偶爾在聆聽他人故事時，自己的故事也開始湧現，使人經歷各種感覺。當自己失落的碎片開始回歸時，我們會大幅感到慰藉。當不被看見的問題被認出時，也會得到慰藉。不過，當內在小孩甦醒時，我們也可能感到恐懼。這個內在小孩出現時，可能會帶著自己的故事而來，而長大的他也能體驗到這個小孩的恐懼。

你在閱讀這本書時，可能會感覺到排山倒海而來的情緒，或者與你失落在外的小孩重新接觸。你只須明白，現在你已經擁有面對這些情況的工具。花一分鐘時間呼吸，體驗自己和浮現出來的感覺。繼續深長而緩慢的呼吸。否則，這些感覺可能會變得更強烈。回到內在的自己，請那驚恐（或悲傷、憤怒、失落）的聲音開始對你說話。聆聽它的故事。

花一點時間使自己歸於中心，繼續專注在呼吸上。記得你現在的年紀多大了。與成年的自己接觸。成年的你知道如何照顧小孩的你，如何給予安慰與保護。記得今年是哪一年。提醒自己那發聲的孩子談的是過去，不是現在。將自己帶到當下。記得探討內在深處，尋求成年的你擁有的工具與知識來撫慰你的內在小孩。你沒有必要困在過去的感覺中。重要的是承認它們的存在，但也記得身為成人的你不同於兒時的你，現在的你擁有不同的選擇。對你的內在小孩解釋這一切，給予安慰。你現在過著不同的生活，向你的內在小孩保證你正在為自己創造一個美好而安全的生活。

這是個極佳的機會，使你開始以成人的姿態，來運用這一生所獲得的知識。將你的立場姿態帶到當下的時間，將自己更新到你現在的樣子，能使你對自己有全心的展望——明白你是誰、你所處的位置，以及你現在擁有的選擇權。

透過與自己失落的孩子的對話，你開始建立將這孩子帶回家所需的溝通管道，向那孩子保證現在可以安全回家了。

與自我連結

我們陷入憂鬱狀態，無法與自己的情感連結時，我們便失去與自己、與生命原力的連結，而生命原力唯一會做的就是流動。如果我們與自己失去連結，就無法在生命中擁有創造力。我們會讓自己變得麻木、追尋外在事物，為我們提供快樂與安全的假象，而不去尋找自己內在的存有真正想要追尋的事物。

首先，準備一個能支持你進行靜心的環境。點亮一根蠟燭，或點些氣味芳香的薰香。考慮把電話關掉，使你獨處的時間不受干擾。穿上你喜歡的衣服，或令你感到愉快平靜的顏色。找一個能舒服坐下或躺下來的地方，讓它支持你進入此刻你所能到達最深層的自己。

閉上雙眼，深呼吸幾次，使自己歸於中心。感覺周遭環境。感覺包圍著你的空氣。注意到身體的狀況。察覺哪裡感到緊繃、沉重或疼痛。哪個部位最放鬆？此刻身體哪裡感覺最美好？持續呼吸。

挑一個身體覺得緊繃或覺得輕盈的部位，隨著呼吸讓意識集中在那個部位；繼續呼吸，單純的體驗那個部位。不要批評你的感覺。沒有人，連你也不能否定你的感覺。感覺就是感覺，純粹去感覺它們，就是轉化它們能量的關鍵。不要抗拒或批評浮現的感覺，否則這些感覺只會更加擴張，迫使你確實經驗到它們。

關上你的「厚耳朵」，打開你的「薄耳朵」，聆聽自己內在的聲音，那個與萬物之靈合一的聲音。讓你在追蹤的身體感覺有發聲的機會，並且請你仔細聆聽。

持續聆聽，把呼吸當作一條引導的繩子，幫助你旅行到更深層的自己。向內在的聲音詢問，此刻你需要為自己做什麼。詢問它此刻能如何協助你滿足需求。請這聲音告訴你，你今天或明天可以跨出的一小步，讓你更接近需求的滿足。現在，運用身體線索來判斷你剛獲得的訊息是真是假。繼續呼吸，追蹤自己的感覺；今天你渴望知道多少感覺，就一直探索下去；或是今天你有多少時間，就追蹤多少。心中明白，在你體驗到的所有感覺之下，還有其他被掩藏的感覺，無論是正向的感覺，或是不確定的感覺。

如果你想透過薩滿旅程來檢視這個議題，清楚的設下意圖。在旅程中拜訪你的力量動物，尋求與自己有更深層連結的方式。

正如非尋常世界中有許多領域，我們也有許多內在的自我。有時在情感旅程中，我們會來到某個明亮、感覺很棒的地方。有時我們發現自己在一個充滿悲傷、憤怒、痛苦或傷害的黑暗領域走動。不要讓自己困在其中。站起來走一走。不停的移動。生命是持續不斷的改變與運動。如果你願意移動，就能穿越黑暗，來到光明之處。不要執著於你的旅程帶領你到達的內在自我。學習傾聽內在，體驗感覺，從這些感覺中學習，當你準備好時，繼續前進。

持續進行這個練習後，你或許會發現一份地圖，描述你是誰、你能從何處獲得內在力量、慈悲、喜悅、意圖、本能，以及與大地的連結。由於每個人都是獨一無二的，你必須親自去探索你的內在，在這裡你可以找到使你保持連結、聆聽訊息的工具，幫助你創造出自己的靈魂旅程，持續前進。

信念與態度

在開始撰寫《靈魂復原術》幾個月後，我發現內心有個負面聲音不斷碎念：「妳根本不知道要怎麼寫書。」「沒有人想聽妳要說的話。」「妳在對美國大眾說謊。」「妳以為妳是誰啊？」我覺得自己快要發瘋了。

因此，我決定進行旅程，拜訪我在非尋常世界的力量動物與導師，請求協助。我先來到力量動物的地方，祂立即把我送到上部世界，去會見我的老師。因此我來到艾希絲女神（Isis）面前，這位在非尋常世界的導師一直幫助我撰寫這本書。我來到她居住的地方，對她說：「我無法寫這本書了。」令我驚恐的是，我沒有得到預期中的撫慰與關懷的協助，她的回應是：「沒關係。我們另外找人來寫。這本書將會出版。」我聽到這個消息時，震驚的抬頭看著她。靈性存有們是相當聰明的，知道如何「直截了當」，讓我們起而行。你一定猜得到我的反應是什麼。

「等一下，再給我一次機會，我願意再試一次。」在那之後，一切都得「重新開始，從頭再來」。沒有人會為我感到抱歉，因此我得深入自己的內在去尋求幫助我繼續前進的工具，否則我就得放棄這份我非常珍惜的工作。

問題的根源是，我的信念和態度不斷破壞我的創造力。在本書稍早的篇章中，我提到需要有維持意圖、想像或觀想我們想要的事物的能力。創造力的另一個關鍵是我們的信念與態度，堅信我們會得到想要的；信念與態度的驅動力，不是將我們朝目標推進，就是將我們往後拉回。

我的下一個步驟是做頭腦體操。我覺得彷彿有人把我丟進健身房，開始教我鍛鍊超越我能力的舉重項目。但我的意圖非常清晰，我全心投入其中，我的精神也在為我加油。現在，我的頭腦必須開始工作。我得請它開始「舉重」了。這是什麼意思呢？

每當我的頭腦開始播放內在碎念或老調重彈，例如「我辦不到」和「妳不夠好」時，我就得把它「舉起來」。這個聲音已經深入我的頭腦了！畢竟它已經自我鍛鍊了三十八年。因此，我頭腦比較懦弱的部分，也就是會說「我辦得到，我會辦到，這很重要」的那一部分，得把意見強烈的部分舉起來放到一邊去。我每天慢慢的、耐心的做著舉重，直到它變得輕鬆為止。

這時有個朋友送我一本《信念的魔法》（*The Magic of Believing*），我在書中讀到一個又一個關於人們如何改變自己的信念，使生命變得更有創造力的故事。知道在我之前已經有人成功改變態度，確實為我帶來動力。

從許多方面看來，我的成果很不錯。當我學習如何專注信念與對自己的態度，以幫助我寫書的時候，這個改變也發生在我生活的其他領域。我發現當我想在生命中創造或改變任何事物，如果能設定清晰的意圖，並且相信自己，這份任務和我的生活都變得容易多了。我放下內在會使我沉淪的破壞性力量。我並沒有「抹殺」那個部分的我。反之，我將使我躊躇不前的負面能量，轉化成正面且具有創造力的能量。我運用我的能量幫助我，而非對抗我。

我必須承認，當你選擇在信念和態度上下功夫時，你是冒了相當大的風險。萬一不管用呢？相信「我辦不到」或「這不可能發生」，打的是安全牌。但什麼也不會發生。你創造的是一個停滯的狀態，讓你可以辯解：「我早就說過，我就知道這樣不會成功。」冒險是可怕的事。萬一你冒了險，但不成功；你將會粉身碎骨、一蹶不振嗎？

我相信保持負面態度將阻止你獲得你想要的。如果我改變態度，「放手一搏」，結果不成功，我仍在相同的起點上。既然這樣，我何不試一試，萬一有用呢？這是個風險，但我們在生命中做的每項改變都是冒險。底線就是如此。

有哪些信念和態度會使你躊躇不前？將它們指認出來，也許實際列一張清單，條列出你不能做某件事或無法擁有想要事物的原因，能有所幫助。或者回到內在的自己，詢問你此刻需要放下的信念是什麼。

觀察接下來一週，你聽到多少自己心中的想法，或告訴他人你辦不到的原因。慢慢改變那個聲音。釐清你在追尋的目標。每當那負面的聲音出現時，立即用正面的陳述來反駁它。例如，如果那個聲音說：「我沒有資源可以做這件事。」你要接著說：「我知道我有資源做這件事，我會請求我的頭腦、我的心、我的靈來幫助我。」

另一個在過程中協助自己的方式，是進行旅程，拜訪你的力量動物，詢問：「此刻是什麼樣的信念使我無法發揮自己的創造力？」第二個可以在下次旅程問的問題是：「我該如何努力改變這些信念？」

我們的頭腦確實是個美妙的工具，多數人在耽溺於病態時，浪費了龐大的能量來源。要扭轉這個局勢，你可以試著邀請頭腦成為你創意的夥伴，給它某種你想要創造的正面功課。如果頭腦沒有功課要做，就只會坐在那裡，不斷重播來自過去的老舊負面訊息。你要嘗試給頭腦支持你生活的燃料，然後看看會發生什麼。

生命的目標與決心

我開始練習薩滿旅程不久後，我的力量動物告訴我，我一隻腳活在這個世界裡，另一隻腳踩在死亡中，不太確定我想要活下去。祂說我得決定，我要活下去，還是要死去；我不能繼續分裂的活在兩個世界之間。我花了許多年才完全明白我的力量動物要教我的事物。但只要我不確定自己想活下去，我在生命中所創造的一切，就無法真正支持我的生活。我稍早討論過這一點。

幾年前，我在非尋常世界的一位老師，送我一個簡單的儀式來處理這個議題。她要我每天在大自然中找個地點，在地上留下玉米粉或菸草作為獻禮，有意識的為我的生命表達感謝之意。

想想你在感謝自己的生命時，可以為大地留下什麼禮物。或者，你也可以在清晨起床時，為自己的生命表達感謝。不論你的感覺如何，即使是悲傷、疲憊或生病，每天為你的生命說聲謝謝。

觀察你是否開始為自己吸引到能夠賦予你生命活力的情況。觀察你選擇活著時，遇見了哪些阻力。但要做個選擇。宇宙會把我們所要求的給我們。如果我們想要生命，我們就會發現生命的顯現。看看這個練習是否對你有用，就像它幫助了我一樣。

如果你想要針對這個問題進行旅程，可以嘗試問道：「我要如何才能全然投入於生命中？」

你準備好了嗎?

你開始進行這些練習時，會發現是否準備好的議題出現。你準備好要變得完整了嗎？你準備好要接受賦予生命的正面情境和人物來到你的生命嗎？你準備好改變態度了嗎？最重要的是，你準備好放下痛苦了嗎？如果還沒準備好，也沒關係。不要催促自己。

如果你尚未準備好，你的意圖就無法強烈到足以使你願意前進。但與其抗拒「我還沒準備好」的回應，不如試著去體驗正在浮現的恐懼、信念和所有的各種感覺。走入內在，詢問自己，你明天能夠採取什麼小小的步驟，幫助自己做好準備。你也可以在旅程中向力量動物提出這個問題。

請記得，一小步一小步的往上爬，也和大步邁進一樣，能讓你爬到山頂。小步前進也會讓你在舒適範圍內，有意識的往上爬，使你與自己保持在平衡和諧的狀態中。

我鼓勵你偶爾詢問一下自己：是否準備好放下痛苦，變得完整。

重返大自然

大自然可以教導我們許多事物，而且不斷與我們溝通。我們可以在樹木、岩石、動物、水、火、風、大氣中，為生命找到各種啟示。麥可．哈納在亞馬遜流域上游的科尼波（Conibo）印第安部落學習薩滿時，被告知要和某一棵「力量之樹」坐在一起。科尼波人認為直接向大自然學習，遠勝於向另一位薩滿學習。

在薩滿的世界觀中，一切萬物都是活著的。如果你對上述練習感興趣，讓我提議一個方法。在大自然中，散步到某一處。如果你住在都市裡，可以前往你最喜歡的公園。找個安全的場所。觀察周遭有哪棵樹吸引了你的注意。薩滿認為，樹很可能藉由吸引你的注意來挑選你。它無法直接對你大喊：「嗨，你！過來這裡！」所以它用其他方式召喚你。

在樹旁坐下，但要先取得它的許可。如果可以，你心裡會知道。感覺腳底的土地。閉上眼睛、放輕鬆，透過呼吸，釋放掉所有的壓力和憂慮。慢慢來，不要急。讓自己真正感到穩定，感覺你與土地的連結。感覺你是如此扎實的，同時也是流動的，與所有生命保持連結。與你的樹進行連結，體驗它的存在。觀察你是否能融入樹的意識中，體驗當一棵樹是什麼感覺。體驗能量如何從土地中透過根部滋養著樹幹、樹枝、樹葉、果實和花朵的細胞。透過允許已死的樹葉落下，或讓某些美麗的果實掉下，能量被釋放出來。觀察樹枝如何朝著光、向太陽伸展、向生命伸展。

人類在這方面與樹木很相似。我在一個夢中被告知：「生命是光的種子。」我們也為了生命而向陽光伸展。

向樹自我介紹。詢問這棵樹此時是否能給你某些訊息或指引。關上你的「厚耳朵」，打開你的「薄耳朵」。訊息會直接以啟示的方式顯現。你可能在心臟、太陽神經叢或腹部感覺到答案，或者透過心電感應的方式聽見。也許你會得到某種靈視；或許你會聞到不一樣的味道。開啟所有感官覺受，看看訊息是如何傳遞的。訊息也可能透過上述多種方式的組合傳達給你。不斷對樹默念你的問題，直到你覺得完成了為止。感謝樹與你溝通、協助你與教導你。你也許會想要問問這棵樹是否需要你為它做什麼。你可以為大地、樹木和靈性幫手們留下一份獻禮或禮物。

你可以在任何時間繼續做這個練習，對大自然中任何你想要溝通的事物說話，不論是河流、海洋、或大片水域；與石頭坐在一起，與任何元素坐在一起或一同散步，進行溝通。這些自然元素存在於這裡，已經有久遠的歷史了。它們有許多關於我們自己，以及關於我們能如何為地球這個家創造療癒的智慧，要傳授給我們。

結語　在更廣大層面上努力

一開始我們是在宇宙歡慶的狀態中被創造出來的。我們要變成歡慶、慷慨、要綻放出自我意識。什麼是人類？人類是空間，是宇宙慶祝自己存在的一個開口。

——布萊恩．史威姆（Brian Swimme），《宇宙是綠色的龍》（*The Universe is a Green Dragon*）

要實踐薩滿，需要對力量的概念及力量的正確使用方式有所瞭解。力量是轉化任何能量的能力。當我們是完整且處在力量之中時，沒有什麼是我們辦不到的。

幾年前我的力量動物在旅程中對我說：「有一天你會寫一本書叫做《巫士的藝術》（*The Art of Wizard*），一本關於這個國家水資源問題的書。」當時（現在還是一樣），我相當關心我們對水資源的汙染，擔心現有水源的品質。我擁有生物學學位，專長是海洋生物學，所以我以為這個訊息是要我返回學校取得海洋生物學的碩士學位。我開始研究這個可能性。某種程度上，我很害怕得再度進入學校體系，但我覺得如果這是人生道路的下一步，我會找到足夠的勇氣與力量去完成它。

仍在考慮該怎麼辦時，我在亞利桑那州的土桑市帶了一場薩滿的工作坊。工作坊中有名學員自我介紹，說他是水資源部的化學家。在午餐時間，我抓住機會與他說話，分享了我的旅程。他看著我說：「珊卓，幾世紀來，薩滿都在為環境回覆平衡。科學無法解決這個問題。繼續走在妳的靈性道途上，這才是答案所在的地方。」我覺得他說得沒錯，我很感激這場對話。我發現美國原住民的社群能夠為我們的環境困境，提供答案與指引。其中一個例子是霍比族人（Hopi）在需要的時候如何造雨。

一年後，我在麥可．哈納的工作坊中擔任助教時，進行了一趟旅程，當時全班的意圖是要為療癒尋找失落的儀式。我在旅程中遇見一隻老態龍鍾的海豚，躺在大海中的一顆巨石上。這隻海豚非常古老，像是自開天闢地以來便已存在。祂對我說：「人類擁有一個其他動物沒有的天賦，那就是透過他的手傳遞光的能力。」祂告訴我，要把手放在任何我要喝的水上方，以意圖使宇宙的光透過我的雙手傳送出去，為自己創造純淨的飲水。

引導練習——

你或許可以試試看。在喝杯水或吃東西之前，把手放在水或食物上方給予祝福。雙手擺放約三十秒到一分鐘，讓光從雙手傳送出來。在喝水進食時，觀察你自己或你的感覺，對這祝福的舉動是否有任何微妙的差異。

在追尋療癒環境的訊息上，我當時尚未準備好。我以緩慢的速度，一步一步前進，正如我更深入認識療癒的過程。

鏡像效果

在形而上學有個法則闡釋了微觀與宏觀的關係：「在上如在下，在外如在內。」這句話描述的是鏡像效果。舉個例子。早上起床時我感到一股怒氣。我穿好衣服，開車進城去。我後面有輛車，對我狂按喇叭，破口大罵。我到了城裡，走進商店時，店員對我的態度惡劣。我的外在世界開始反映出我內在的感覺。

我們再進一步探討這個概念。如果身為人類的我們喪失了靈魂，我們是否正將這個情境映照在我們的環境中？我們是否生活在一個失去靈魂的星球上？或許我們今日所見的環境問題，反映的其實是我們自己的靈魂失落。我們今日所見的疾病是否正在反映地球失去了它的靈魂？

想想讓我們苦惱不已的免疫不全症候群的感染比例：血液是人體的水道。我們也面臨了地球水汙染的問題。這兩者之間有關聯嗎？

延續「第一百隻猴子效應」＊的理論，我好奇的是，如果帶回足夠的靈魂碎片，使否能協助地球的靈魂復原，藉此反映出我們自己重回和諧狀態。

如果你是形而上學的探索者，或許會想要跟著我一起擴大這個理論。許多瀕死經驗生還者都說，看見了一道明亮到睜不開眼的光芒，它只散發著愛。我自己在一九七一年的瀕死經驗中，也看到那道光芒。對我來說，這道光代表的是父神與母神。我開始思考，認為神是純粹的光。《聖經》說上帝以自己的形像創造了人。對我來說，它的意思是我們都是光球。我因而開始感覺到我是被物質身體包覆著的光。我們是身體；我們有頭腦；我們有這美麗的光在內在閃耀，那是靈，祂使我們與至高的神聖連結在一起。

許多人覺得我們好像與自己的靈性面隔絕了，覺得我們孤立於一切本源之外。然而，當我們踏上靈性旅程時，我們可以與內在散發的光重新連結。我們不再需要向外尋求光。當我們與靈連結時，自我就安靜了；我們的界線和自衛模式都放下了，使我們得以體驗成為生命的一部分，與整體連結是什麼樣的感覺。我們不再與任何生命有分離感，反之，我們將感覺到自己就是風、水、土、火、動物、樹木、植物、昆蟲及岩石。我們體驗到與朋友及敵人的合一。我們與在萬物

＊編按：「一百隻猴子效應」可參見船井幸雄的暢銷書《第一百隻猴子：思想可以改變世界》，意味著當個體行動或思考到達某種臨界點後，可以跨越空間，影響群體。

中移動的靈產生連結。現在我們能進入宇宙之流，發現我們擁有療癒所需的能力與力量。

復原地球的靈魂

我們該如何以正確而非破壞性的方式運用這股能量？正如我在本書所描述的各種方法，我們可以繼續在個人層面上努力。我們也可以在更廣大的層面上努力。傳統薩滿並不僅針對人類疾病而工作。米西・伊利亞德指出：

> 疾病被詮釋為靈魂逃離，因此治療方式是召喚靈魂回來。薩滿會懇求患者的靈魂從遠方高山、峽谷、溪流、森林與田野，或它所遊蕩而至的任何地方返回。這類召喚靈魂歸來的作法，也出現在緬甸的克倫族（Karen），他們也運用類似手法，針對稻米的「疾病」召喚其「靈魂」回到作物上。在中國這也是常見的作法。[1]

其他文化的薩滿會為作物進行靈魂復原的儀式。

印尼西里伯斯島（現在的蘇拉威西島）上的巴爾依托拉查族（Bare'e Toradja）會有男女扮演成所謂「巴佳紗」（bajasa）的女性。她們特有的技術是旅行到天上或地下。巴佳紗會從彩虹爬到普迪松（Pue di Songe，即至高無上神）的家，將靈魂帶回給患者。當作物的靈魂揚棄作物，導致枯萎死亡時，她也會去尋找並且將「稻米的靈魂」帶回來。[2]婆羅洲的達雅克族（Dyak）的男人通常負責個人療癒，而女性專長於稻米收成的「治療」工作，為作物進行靈魂復原。[3]

我希望我們能向這些東南亞與大洋洲社會以及其他文化學習。我們也能為遭到核能輻射或化學汙染的土地進行靈魂復原。我們能為遭汙染的水域及森林被砍伐的土地進行靈魂復原。

我認為我們都曾去過地球上某些令我們「覺得」那裡沒有靈魂的地方。這意味著這個地方失去了活力、失去它的生命原力與能量。我們可以運用自己所知的靈魂復原方式，創造一個療癒儀式。如果你知道如何進行薩滿旅程，可以在旅程中詢問如何為地球、水域、大氣進行靈魂復原。如果你並不做薩滿旅程，則可以進入內心去找尋療癒的儀式。記得關鍵在於意圖或目的，全心投入這個工作中，全心全意進行，然後相信療癒即將來到。當我們選擇以這種方式運作時，一旦療癒完成了，我們必須對環境負起責任來。

創造一個圓

我們若要繼續在地球上生活，真正歡慶生命的存在，回家的時間到了。我在要教導靈魂復原工作坊之前都會進行旅程，為我的教學尋求指引；我在每趟旅程中得到的回應都一樣。我的力量動物總是說：「要記得，這是一場慶典！」

讓我們利用這本書所產生的能量來創造一個圓。想像自己是整個星球圓圈的一部分，全心投入生命與完整的存在狀態中。想像我們和那些與我們一樣在為自己及他人尋求完整與療癒的人，彼此手牽著手。感覺志同道合的人們手牽手所產生的力量。如果你還感覺不到，請用想像的。心中明白，我們正一步步為所有生命美好的療癒旅程而努力。你現在已成為這無形圓圈的一部分，一個由人們與靈性幫手的愛圍繞而成的圓。明白這個圓圈支持著你自己的靈魂旅程。請在需要的時候，就汲取圓圈的力量；在有多餘能量可付出時，則還給它。明白圓圈沒有結尾，它們是循環不斷的。這本書也不會結束；我們的努力會持續下去。記得，只要你有夢想，只要你能想像，你就能使它發生。

地球希望她的孩子們回家，這樣她才能回家，所有參與這場稱為「生命」的龐大慶典的人們也才能回家。歡迎回家！

附錄A　薩滿觀點中的疾病

只有薩滿……「能看見」靈體，知道如何驅逐它們；只有薩滿會知道靈魂逃離了，並且有能力在出神狀態中降服它，將它帶回到身體之中。

——米西．伊利亞德，《薩滿：古老的出神技術》

在過去為人們做薩滿服務的十一年間，我從薩滿的觀點體驗到疾病的各種面向。薩滿將情感上、頭腦上、生理上及靈性上的所有疾病一視同仁，不論疾病以何種形態出現，疾病就是疾病，顯示一個人的生活不和諧。

麥可．哈納在《薩滿之路》中指出，一個人會生病的原因之一，是他的力量動物離開後，沒有新的力量動物來補位。一個人喪失力量的徵兆是健康上出現慢性疾病問題，總是抱怨著涼、染上流行性感冒或其他疾病。慢性憂鬱症或自殺傾向是另一個缺乏力量的線索。厄運連連是另一個線索，一個人可能摔下樓梯又遭遇車禍，接著家裡發生火災等。我們應該都認識這種老是厄運連連的人，使人不禁好奇這究竟是怎麼回事。對我來說，厄運連連是個案喪失力量的另一個指標。

力量動物的角色，是保護人不遭受傷害。力量動物也能協助維持人的健康與生活上的平衡。

我們多數人並沒有定期與力量動物一起運作，祂們可能因而感到無聊，幾年後就離開我們了。通常新的力量動物會出現來遞補空缺；此外，多數人都有許多動物圍繞在身邊，為我們的福祉而行動。但當一個人失去力量動物，沒有其他動物來遞補時，問題就出現了。薩滿必須進入非尋常世界，去尋找舊有的力量動物回來協助。麥可·哈納在《薩滿之路》中詳細描述了尋找力量動物的方式。[1]

當一個人得了局部性疾病，例如某種癌症、肩膀疼痛、心中情緒傷痛等，他遭到靈性入侵的機會很高。所有疾病都有靈體的身分。這意味著當我在個案身體進行旅程尋找疾病時，它是可以被辨認出的。它看起來可能像露出利牙的爬蟲、昆蟲或某些黑色爛泥般的物質。疾病本身顯現的形態會令我作噁。現代某些圖像工作和療癒方法，與薩滿所看見的疾病自始至終一致。譬如，當癌症患者畫出自己疾病的模樣時，往往是張牙舞爪的爬蟲類和昆蟲的樣子。人們自己就能看見傳統薩滿向來一直看到的。

薩滿的角色是辨認出疾病靈的本質，找到它在身體的位置。瞭解之後，薩滿透過拉拔或「吸吮」的方式將它從身體移除。這個作法稱為薩滿祛除。[2]

這些入侵物是靈被錯置於人體中，它們不是惡靈。打個比方：如果蜘蛛跑進你家，蜘蛛並不邪惡。牠到錯地方了，我們希望你會抓到蜘蛛，將牠放到戶外，回到牠在地球上的歸屬之地。

在所有疾病中，這些入侵物「相信」患者的身體就是它們的家。薩滿移除入侵物，將它中和之後，讓它重返自然。對薩滿來說，困難之處在於將入侵物從體內移除。入侵物有個舒服溫暖美好的家，並沒有離開的意願。我要進行入侵物祛除工作前，會先唱歌、搖沙鈴，匯聚我所有的力量，如此一來，我開始工作時，將會比這個入侵物更有力量。我必須有足夠力量防護自己，這樣入侵物才不會進入我的身體。

入侵物也經常以負面思緒的方式進入人體。例如，我很氣某人，但不能直接表達我的憤怒，我可能會對那個人發射入侵物，雖然我沒有傷害他的意圖。但如果對方當時是沒有力量的，我可能在潛意識就把疾病送給他們了。在人口密集的城市中，負面思緒的入侵物隨時都在滿天飛。因此，從薩滿的觀點來看，與力量動物保持連結以防止自己生病，是不可或缺的工作。我們也必須學會如何以有建設性的方式處理自己的情緒。在這方面《薩滿之路》是一本非常好的書，能幫助你找到、並與自己的力量動物工作。

另一個使人生病的原因是靈魂失落。靈魂可能是嚇跑了、迷失了、或遭人偷走。失去部分靈魂的人會描述自己產生解離狀態，往往對生命中某些片段毫無記憶。慢性憂鬱症、自殺傾向和慢性疾病也是靈魂失落的症狀。分裂、解離、無法感覺到部分生命，都是相當痛苦的感覺。

當有人對我描述在經歷手術、意外、離婚或親人死亡的創傷後，覺得自己不再「是自己」時，我便會推測他們可能是靈魂失落。我們在第一章已經探討過靈魂失落的徵兆。

我要強調，我在所有案例中描述的都是喪失部分靈魂碎片。反之，處在昏迷狀態的人，則是喪失了全部的靈魂。昏迷的人，靈魂可能正在進入死亡時的過渡狀況中迷失了，或者他在尋常世界中仍有未竟之事，使這個人無法走完過渡期。或許靈魂不知道如何回到身體中。不論如何，他的靈魂完全失落了，這個人也就無法在尋常世界運作。

傳統上薩滿是經歷過瀕死經驗、致命疾病、或精神崩潰的人。我自己則曾經溺水，這個瀕死經驗讓我看見通往對岸的方法。薩滿是曾經到過「對岸」，又自己復活回來的人，他們帶回了如何從生過渡到死亡，然後重生的知識。薩滿文獻將這樣的人稱為「負傷療癒者」。薩滿能夠透過實際引導靈魂前往光的所在，或是能帶靈魂走完全程的已逝親友，幫助在死亡時迷失或困惑的靈魂完成過渡階段。如果靈魂想要重返身體，就必須進行靈魂復原術。

在我描述的所有疾病案例中，我的經驗能為我提供當事人發生什麼的線索。但實際診斷要透過我與力量動物的工作中獲知。在進行薩滿工作時，我們從不自己做決定。我們與宇宙的力量合作。在薩滿工作中，我們從不使用自己的能量，或如北加州波莫族（Pomo）薩滿羅倫．史密斯（Loren Smith）所說：「我們從不使用我們與生俱來的能量。」

當個案來找我做心理或生理上的療癒時，我首先會進行旅程，探訪我的力量動物，詢問這個人此時需要的是什麼。通常得到的訊息都是要我使用綜合的方法。例如，在協助瑪麗時，我看見她的身體有入侵物，因為她喪失了部分靈魂碎片。宇宙無法忍受真空的存在，因此入侵物進入身體去填滿空間。在這種案例中，我會先進行祛除，再做靈魂復原術。

在約翰的案例中，我的力量動物告訴我，約翰的力量動物離開了，他失去了力量。入侵物於是進入了他的身體。因此我必須先進行祛除，然後再找回力量動物。

在協助因為強暴而嚴重受創的黛比時，我的力量動物指示我，先找回力量動物，賦予黛比力氣與能量來面對創傷。接下來的指示是進行祛除，移除以負面能量形式包圍著她的入侵物。之後，我被指示要進行靈魂復原術，找回在創傷驚逃的靈魂碎片。

有時候我得到的指示是只找回力量動物，或只做祛除，或只進行靈魂復原術。但我一定會先進行診斷旅程來確認訊息。

薩滿療癒不是「快速仙丹」。通常需要會見個案幾次，以確認工作已經完成。我需要知道當事人的力量動物活力充沛，或者入侵物確實已經離去，或者此時需要返回的靈魂碎片已回到個案體內。

附錄B　薩滿訓練工作坊

正如我在書中一再強調的，如果沒有經過親身訓練，請勿嘗試進行靈魂復原術。如果想要取得薩滿與薩滿療癒訓練工作坊的訊息，請透過以下地址，索取由我及同事在美國各地及其他地區舉辦的工作坊時程表：

Sandra Ingerman
P.O. Box 4757
Santa Fe, New Mexico 87502

後記 「吸收」返回的靈魂碎片

我在一九九七年寫完《靈魂復原術》與作者序後，至今不僅世界發生許多變遷，我的薩滿療癒工作和教學也是如此。薩滿實踐者必須持續在工作上進化發展，不該變得自滿。我在靈魂復原術訓練課程中，教導出最好的薩滿實踐者，是把筆記燒光的人。因為進行薩滿療癒工作的關鍵是遵循個人靈性幫手的指引，不斷改變工作方式，以全然因應個別個案以及變遷中的時代需求。

看看當今世界的狀態，真的可以看出靈魂復原術有其需要。當你的靈魂完全在你的身體時，你對人們的行為就無法轉身視而不見，或採取解離態度，或不承認正在發生的事情。例如，這麼多的政府與企業重視金錢勝過生命，反映出人們面對的靈魂失落有多嚴重。如果你真的全然處在身體之中，就不可能認為錢比命重要。地球的靈魂失落造成我們今日所見的許多行為，這些行為不再重視美與生命的重要性。我們投入靈性工作的意願，在這變遷時代顯得愈發重要。

現代科學已經能對大腦的運作方式有更多瞭解。對經歷過創傷的人進行掃描，就能找出在創傷經驗中，大腦的哪個部位受到刺激。在經歷創傷時，活躍起來的是大腦邊緣系統——大腦右後側不具語言能力的部位。

創傷發生當中，大腦左前側完全停止運作。大腦這個部位和語言及談論事件的能力有關。其他神經影像學顯示創傷的影響位於杏仁核、海馬迴、下視丘及腦幹；而不是在大腦理解及口語的部位。

如今創傷專家相信負責控制我們如何回應創傷，我們在意識上記得與失憶的部分，我們是否能找回失落記憶，都是我們的身體，而非我們的頭腦。這意味著在創傷中我們不可能有文明的對話。這也表示人們不需要透過談論創傷來化解它。同時人們也發現以身體為主的治療是因應創傷後壓力症候群最好的方式，它也適用於在生活中面臨各種創傷事件的人。

我在這裡所寫的，重申了我在一九九七年寫於作者序的內容：療癒個案的，並不是靈魂失落的故事。關鍵在於，個案是否收到了返回的生命精髓。我在《靈魂復原術》中寫到「接受」返回的靈魂碎片的重要性。我現在要做的更換，是將「接受」改為「吸收」。重要的是個案要完全吸收返回的靈魂／精髓的光芒到身體每個細胞中。

我的第一步，是請個案想一個適用於自己的比喻，幫助他們理解吸收返回的精髓之光的原理。例如：一塊乾海綿放進水中，如何吸收水分；一朵花淋了許久的雨之後，太陽出來時，花朵如何全然的吸收陽光；將黑暗房間中的窗簾拉開時，光灑落滿室。我分享這類比喻，然後請個案想出一個能與自己連結的比喻。

我請個案在我將靈魂吹入時，將心思專注於體驗他們想到的比喻。我也請個案將手放在腹部，在感覺自己吸收靈魂／精髓時，深呼吸。

我不再立即分享我於靈魂復原旅程中的體驗，因為在我將靈魂碎片吹入後立即分享故事，會使個案將注意力從身體轉移到頭腦中。我希望個案能專心感覺體內的能量。

我會持續請個案在呼吸中，將來自靈魂的光芒吸收到全身每一個細胞中；當個案在深呼吸，吸收返回的精髓時，我則演奏著不同樂器。我會使用沙鈴、輕盈的鼓聲、西藏頌缽、搖鈴、唱頌等約二十分鐘。接著分享我的療癒故事，專注於找回的禮物與能力，而非旅程的經歷。我發現當我開始以這種方式工作和教學時，個案能從靈魂復原工作中獲得非常深層的療癒。

個案可以進行某些有力的練習，幫助他們整合新返回的靈魂碎片。已經長大成人的我們，有能力為自己創造健康的生活。我的第二本書《返家：跟著靈魂旅程回家去》（*Welcome Home: Following Your Soul's Journey Home*, HaprerSanFrancisco, 1994）中，有更多關於「靈魂復原後的生活」，以及如何為自己創造正向的現在與未來的訊息。這些工作也收錄在我的書《地球之藥：如何轉化個人與環境毒素》（*Medicine for the Earth: How to Transform Personal and Environmental Toxins*，Three Rivers Press, 2001）之中。

在此我還可以簡約描述靈魂復原術的其他應用方式。

首先，我們必須瞭解靈魂復原術對療癒創傷後壓力症候群非常有效。如今許多人承受了戰爭壓力，尤其是從伊拉克戰爭返鄉的人。在面對世界上與日俱增的暴力事件以及氣候變遷造成的天然災害時，許多人也都經歷了創傷。

我建議遭受創傷的人盡快尋找薩滿實踐者進行靈魂復原術。

我們發現動物也能大幅受惠於靈魂復原術。牠們在心靈上對薩滿療癒工作很開放且反應良好。牠們是有生命的個體，也會承受創傷後壓力，失去所愛也會感到悲傷。面對動物時，最好的方式是進行遠距的靈魂復原術。

如果伴侶和家人能一同出席時，靈魂復原術的工作效果也相當好。一起進行這項工作時，關係的集體能量會產生改變，創造出更健康的關係動力。

最後，我們一旦全然存在於身體之中時，我們想要生活與工作的場所能反映出我們現狀或「完整靈魂」狀態。許多人的住屋與工作的辦公室缺乏靈魂。我們可以進行簡單的儀式，例如點燃蠟燭、在室內擺置花朵、掛上美麗的圖畫等，同時在心中抱持召喚房子或辦公室的靈魂歸來的意圖。透過這種方式，我們開始尊重我們居住與工作之地的靈性存有。這絕對會為我們的健康幸福帶來改變。

請記得，技術無法療癒。只有愛能療癒。當我們創造出神聖空間與愛的場域來療癒、生活與工作時，存在於萬物之中的靈也受到了尊重，並且再度在世間創造愛、光芒、美麗、和平與祥和。

珊卓・英格曼

二〇〇六年年四月二十日

如欲得知各地薩滿老師或進行靈魂復原工作的實務工作者，請至www.shamanicteacher.com，點選實務工作者。

更多關於珊卓・英格曼的工作，請至www.shamanicvisions.com/ingerman.html。

注釋

前言　當我們的靈生病了

1 Mircea Eliade, *Shamanism: Archaic Techniques of Ecstasy*, trans. Willard R. Trask, Bollingen series, vol. 76, (Princeton, NJ: Princeton Univ. Press, 1972), p. 5.

2 Michael Harner, *The Way of the Shaman*, 3d ed. (San Francisco: Harper &Row, 1990). Originally published 1980.
編按：中文版《薩滿之路：進入意識的時空旅行，迎接全新的身心轉化》由新星球出版於二〇一四年出版。

第一章　靈魂失落

1 這個練習是葛羅麗雅・薛爾曼（Gloria Sherman）於一九八〇年在加州柏克萊一堂「女性、完形、身體工作」的課程中教給我的。

2 Eliade, *Shamanism*, pp. 215-16.

3 Eliade, *Shamanism*, pp. 326-27.

4 John Bradshaw, *Healing the Shame that Binds You* (Pompano Beach, FL: Health Communications, 1988), p. 75.

5 Jeanne Achterberg, "The Wounded Healer," from *The Shaman's Path*, by Gary Doore (Boston: Shambhala, 1988), p. 121.

6 M. L. Von Franz, *Projection and Recollection in Jungian Psychology* (Peru, IL: Open Court, La Salle & Condon, 1980).

第二章　什麼是靈魂復原術

1 Eliade, *Shamanism,* pp. 216-17.
2 Harner, *The Way of the Shaman,* p. 29.
3 Jeanne Achterberg, *Imagery in Healing: Shamanism and Modern Medicine* (Boston: New Science Library/Shambhala, 1985), p. 42.
4 Maxwell C. Cade and Nona Coxhead, *The Awakened Mind: Biofeedback and the Development of Higher States of Awareness* (Great Britain: Element Books, 1979), p. 25.
5 Itzhak Bentov, *Stalking the Wild Pendulum* (New York: E. P. Dutton, 1977), p. 30.
6 Eliade, *Shamanism,* p. 420.
7 Eliade, *Shamanism,* pp. 220-21.
8 Harner, *The Way of the Shaman,* pp. 57-65.
9 Eliade, *Shamanism,* pp. 270-71.
10 Harner, *The Way of the Shaman,* pp. 25-30.
11 Sandra Ingerman, "Welcoming Ourselves Back Home: The Application of Shamanic Soul Retrieval in the Treatment of Trauma Cases," *Shaman's Drum,* Midsummer 1989, p. 25.

第三章　追蹤靈魂碎片

1 Ingerman, "Welcoming Ourselves Back Home," p. 27.
2 Ingerman, "Welcoming Ourselves Back Home," p. 27-28.

第四章　靈魂復原術的技巧

1 根據大衛・菲克霍爾（David Finkelhor）於一九八五年為洛杉磯民調組織（Los Angeles Polling Organization）進行的全國性調查顯示，一千四百八十一名女性受訪者中，有二百七十七名表示童年曾經受到性侵害，一千一百四十五名男性受訪者中則有一百六十七名表示童年曾經受到性侵害。

David Finkelhor, Gerald Hotaling, I. A. Lewis, Christine Smith, "Sexual Abuse in a National Survey of Adult Men and Women: Prevalence, Characteristics and Risk Factors," *Child Abuse and Neglect* 14 (1990): 19-28.

2 G. V. Ksendofotov, quoted in Henri F. Ellenberger, *The Discovery of Dynamic Psychiatry* (New York: Basic Books, 1970), p. 7.

3 Åke Hultkrantz, *The Religion of the American Indians* (Berkeley and Los Angeles: Univ. of California Press, 1979), p. 131.

第五章　兩個靈魂復原術的經典案例

1 Joseph Campbell, *The Way of the Animal Powers: Historical Atlas of World Mythology,* vol. 1, Alfred Van der Marck editions (San Francisco: Harper & Row, 1983), p. 176.

2 Eliade, *Shamanism,* pp. 350-51.

3 Charles Nicholl, *Borderlines: A Journey in Thailand and Burma* (New York: Viking Penguin, 1989), pp. 101-11.

第六章　社群團體

1 Eliade, *Shamanism,* pp. 217-18.

2 Robert Francis Johnson, "Rites of Passage: The Search for Myth and Meaning," *Crosswinds* 2, no. 6 (Aug. 1990): 14.

3 Nicholl, *Borderlines,* p. 235.

第七章　當靈魂被偷了

1 Bradshaw, *Healing the Shame that Binds You*, p. 22.
2 Bradshaw, *Healing the Shame that Binds You*, p. 6.
3 Hultkrantz, *The Religion of the American Indians*, p. 89.

第十一章　為靈魂的返回做好準備

1 Margaret Nowak and Stephen *Durrant, The Tale of the Nisan Shamaness: The Manchu Folk Epic* (Seattle: Univ. of Washington Press, 1977).

結語　在更廣大層面上努力

1 Eliade, *Shamanism*, p. 442.
2 Eliade, *Shamanism*, p. 353.
3 Eliade, *Shamanism*, p. 350.

附錄A　薩滿觀點中的疾病

1 Harner, *The Way of the Shaman*, pp. 76-85.
2 Harner, *The Way of the Shaman*, p. 116.

參考文獻

Achterberg, Jeanne. *Imagery in Healing: Shamanism and Modem Medicine.* Boston: New Science Library/Shambhala, 1985.

——. "The Wounded Healer." In *The Shaman's Path,* by Gary Doore. Boston: Shambhala, 1988.

Berry, Thomas. *The Dream of the Earth.* San Francisco: Sierra Club Books, 1988.

Bradshaw, John. *Healing the Shame that Binds You.* Pompano Beach, FL: Health Communications, 1988.

Bristol, Claude M. *The Magic of Believing.* New York: Pocket Books, Simon & Schuster, 1948.

Cade, Maxwell C., and Nona Coxhead. *The Awakened Mind: Biofeedback and the Development of Higher States of Awareness.* Great Britain: Element Books, 1979.

Campbell, Joseph. *The Way of the Animal Powers: Historical Atlas of World Mythology,* vol. 1. Alfred Van der Marck editions. San Francisco: Harper & Row, 1983.

Campbell, Joseph, with Bill Moyers. *The Power of Myth.* New York: Doubleday, 1988.

Connelly, Dianne M. *All Sickness Is Homesickness.* Columbia, MD: Centre for Traditional Acupuncture, 1986.

Eliade, Mircea. *Shamanism: Archaic Techniques of Ecstasy.* Translated by Willard R. Trask. Bollingen Series, vol. 76. Princeton, NJ: Princeton Univ. Press, 1972.

Ellenberger, Henri F. *The Discovery of the Unconscious: The History and Evolution of Dynamic Psychiatry.* New York: Basic Books, 1970.

Fitzhugh, William W., and Aron Crowell. *Crossroads of Continents: Cultures of Siberia and Alaska.* Washington, DC: Smithsonian Institution Press, 1988.

Harner, Michael. *The Way of the Shaman,* 3d ed. San Francisco: Harper & Row, 1990. Originally published 1980.

Hultkrantz, ÅKe. *The Religion of the American Indians.* Berkeley & Los Angeles: Univ. of California Press, 1979.

Ingerman, Sandra. "Welcoming Our Selves Back Home: The Application of Shamanic Soul-Retrieval Techniques in the Treatment of Trauma Cases." *Shaman's Drum,* Midsummer 1989, pp.24-29.

Johnson, Robert Francis. "Rites of Passage: The Search for Myth and Meaning." *Crosswinds* 2, no. 6 (1990), p.14.

Kalweit, Holger. *Dreamtime and Inner Space.* Boston: Shambhala, 1988.

Lewis, John Wren. "The Darkness of God–A Personal Report on Consciousness Transformation Through an Encounter with Death." *Journal of Humanistic Psychology* 28, no. 2 (Spring 1988), pp. 105-21.

Nicholl, Charles. *Borderlines: A Journey in Thailand and Burma.* New York: Viking Penguin, 1989.

Nowak, Margaret, and Stephen Durrant. *The Tale of the Nisan Shamaness: The Manchu Folk Epic.* Seattle: Univ. of Washington Press, 1977.

Stones, Bones and Skin: Ritual and Shamanic Art. An Artscanada book. Toronto, Ontario: Society for Art Publications, 1977.

Swimme, Brian. *The Universe Is a Green Dragon.* Santa Fe, NM: Bear & Company, 1984.

Von Franz, M. L. *Projection and Recollection in Jungian Psychology.* Peru, IL: Open Court, La Salle & Condon, 1980.

本頁為版權頁續頁。

Excerpts from *The Way of the Animal Powers,* by Joseph Campbell. Copyright © 1988 by the Joseph Campbell Trust. Reprinted by permission of Russell and Volkening as agents for the author.

Excerpts from *Borderlines: A Journey in Thailand and Burma,* by Charles Nicholl. Copyright © 1988 by Charles Nicholl. Used by permission of Viking Penguin, a division of Penguin Books USA, Inc. and by Seeker and Warburg.

Excerpts from *The Dream of the Earth,* by Thomas Berry. Copyright © 1988 by Sierra Club Books. Used by permission of the publisher.

Excerpts from *The Religion of the American Indians,* by Åke Hultkrantz. Copyright © 1979. University of California Press. Used by permission of the author.

All Sickness Is Homesickness, by Dianne M. Connelly. Copyright © 1986 by Dianne M. Connelly. Published by the Centre for Traditional Acupuncture, Columbia, Maryland. Permission to use title granted by the publisher.

Excerpts from *The Universe Is a Green Dragon: A Cosmic Creation Story,* by Brian Swimme. Copyright © 1985 by Bear & Company, Inc. Used by permission of the publisher, Bear & Company, P.O. Drawer 2860, Santa Fe, NM 87504.

The Other 14

靈魂復原術

用古老薩滿方法，重拾生命和諧之道

Soul Retrieval: Mending the Fragmented Self

作者／珊卓．英格曼（Sandra Ingerman）
譯者／達娃
美術設計／斐類設計工作室
內頁排版／李秀菊
責任編輯／簡淑媛
校對／黃妉俐、簡淑媛

新星球出版 New Planet Books

業務發行／王綬晨、邱紹溢
行銷企劃／陳詩婷
總編輯／蘇拾平
發行人／蘇拾平
出版／新星球出版
105台北市松山區復興北路333號11樓之4
電話／（02）27182001
傳真／（02）27181258
發行／大雁文化事業股份有限公司
105台北市松山區復興北路333號11樓之4
24小時傳真服務／（02）27181258
讀者服務信箱／Email:andbooks@andbooks.com.tw
劃撥帳號／19983379
戶名／大雁文化事業股份有限公司

國家圖書館出版品預行編目(CIP)資料

靈魂復原術：用古老薩滿方法，重拾生命和諧之道／珊卓．英格曼（Sandra Ingerman）著；達娃譯.-- 初版.-- 臺北市：新星球出版：大雁文化發行2018.01
256面；14.8×21公分.--（The other ; 14）
譯自：Soul retrieval : mending the fragmented self
ISBN 978-986-95037-2-3（平裝）
1. 心靈療法　2. 薩滿教
418.98　　106023681

初版一刷／2018年1月　定價：320元
初版三刷／2021年7月
ISBN：978-986-95037-2-3